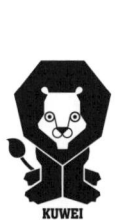

图书 影视

90%的不舒服，呼吸就能解决

[日] 奥仲哲弥 著　沈妍 译

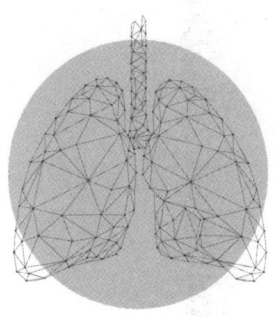

国文出版社
·北京·

前言

我是一名呼吸科专业医生，从业 30 余年。

尽管接诊过成千上万名患者，但在某一年的健康体检中，我发现自己的呼吸功能居然衰退了。

迄今为止，我先后九次加入健身俱乐部，又九次放弃，被称为"有干劲却无法坚持的代表"。尽管如此，我还是基本保持了健康（除了困扰我多年的腰疼）。所以，当我发现自己的呼吸功能已经衰退时，可想而知，我备受打击。

从那时起，我开始对两件事留心并付诸实践。

那就是将在本书中介绍的"呼吸"和"姿势"。

每当我感到身体不适，或觉得最近容易疲劳时，我都会重新检查自己的呼吸和姿势是否存在问题。

也许是这一努力的结果，年过花甲的我依然保持着年轻时的体型。

令人感到惊讶的是，我最近竟然长高了一点儿。

不需要做特别的运动，只要稍微注意"呼吸"和"姿势"这两件事，就能消除身体不适，没有比这更好的事情了吧。

很多人的误解！

我出版了几本书，大部分都是为"对肺（呼吸系统）的功能感到担心的人"而写的。也就是说，这些书的读者主要是有吸烟史或患有慢性肺部疾病等呼吸功能出现问题的人群。

这一次，出版社委托我为那些呼吸功能虽然没有太大问题，但在佩戴口罩时感到不适或呼吸困难的人写一本书。

因为这与我平时所写的、所涉及的领域有些不同，我担心我淡忘某些知识了，抑或出现了新的知识，所以在写这本书之前，我找到了很多近期出版、发表的关于呼吸法和姿势的书籍和论文，进行了学习。

我有了很多新的发现，其中感受最深的就是"许多人对呼吸和姿势有很大误解"。

现在正是反省自己"呼吸"和"姿势"的好机会！

例如，你是否发现自己出现过下列情况？

・走上坡路，或者走得稍微快一些，就会喘不过气来。
・嫌爬楼梯累，使用扶梯和电梯的次数比以前增多了。
・能听见自己的呼吸声。
・感到压力和不安时，不仅心跳加速，呼吸也会变得困难。
・不经意间变成了用口呼吸，如张口睡觉。

大家对照后觉得怎么样？

只要符合其中一条，那就是"呼吸功能衰退"的征兆。

说到"呼吸功能衰退"，可能会让人联想到那些肺部或支气管存在疾病或出现呼吸困难的人。

肺这一器官具有很强的耐受性，即使功能有些衰退，也不会立即对身体产生影响。反过来说，即使现在没有出现呼吸困难等症状，肺功能也有可能正在逐渐变得衰弱。

特别需要注意的是，现代人由于各种各样的压力和不规律的生活，导致自主神经功能紊乱，经常会进行"浅且快的呼吸"。

这种浅且快的呼吸及错误的深呼吸、过度叹息、用口呼吸等呼吸方式，不仅会降低肺的呼吸能力，甚至会产生不良影响，成为很多不适的根源。

不需要入会费和年费！不花钱，也不占地方！

本书由以下几部分构成：

- 检查并测试你现在的"呼吸能力"（第1章）
- 呼吸到底是什么（第2章）
- 介绍理想的呼吸法——"膈肌呼吸法"（第3章）
- 效果一天比一天显著的"呼吸肌锻炼"（第4章）

我将新获得的知识在心中沉淀，并将其与我已经掌握的经验和技术相融合，在解开"世人对呼吸和姿势的误解"的同时，教给大家简单、万能且理想的呼吸法——"膈肌呼吸"法和调节自主神经的"呼吸肌锻炼"的方法。

学习这些不需要入会费和年费，不花钱，不占地方，也不需要特别的器材。

不需要太多的心理准备，可以立刻开始（已经迫不及待的读者请翻到第104页）。

坚持两周之后，你会明显感受到以下变化：

- 身体不再易疲劳
- 体力增强

- 身心的不适感消失了
- 腹部变得紧实

这些效果全部是我亲自尝试后获得的。

在本书出版之前,我觉得有必要"首先自己尝试一下",于是在等信号灯、开早会、日常诊疗,以及在家里,我都会试着注意"呼吸"和"姿势"。

结果是,成效远超预期。

实际上,我当时除了医院的日常工作之外,还担任2020年东京奥运会、残奥会的会场医疗负责人,每天忙得不可开交。

要是以前的话,结束一天的工作后,我有时连站着都会觉得很累,但就在这时我注意到自己的变化。

在久违的休息日,我在35℃的高温天气下打一整天的高尔夫球依然精神十足。

前言

可以说,这样的成效,让我对出版本书更加有信心。

现在正是反省自己的呼吸和姿势的时机。

那么,从今天开始,请大家也尝试注意呼吸和姿势吧。

两周之后,你的身体也一定会出现令人欣喜的变化。

目　录
CONTENTS

你好好地呼气和吸气了吗？
你的呼吸能力有多强？

揭示呼吸中潜藏的问题！对照自检与自测……002

1. 你知道肺的疲劳吗？……003

自检 1　肺的疲劳程度对照检查……004

2. 肺的年龄"超过实际年龄"并不稀奇！……006

自测 1　肺的年龄测试……007

3. 适当的量和质——"呼吸"也不例外……009

自检 2 "过度呼吸"危险程度对照检查……010

4. 宝贵的氧气，很可能被浪费了……011

自测 2 氧气保持能力测试……012

自测 3 最大通气量测试……015

5. 值得关注的是"胸部"和"腹部"……017

自检 3 呼吸时的身体动作对照检查……017

第2章

过度呼吸对身体有害

呼吸到底是什么？
——应该关注的是呼吸的"次数""深度""方式"……020

1. 呼吸的次数异常……021

2. 呼吸的深度异常……022

3. 呼吸的方式异常……023

慢性疲劳、肩膀酸痛、驼背、失眠、肥胖
——可能都是由"呼吸"造成的……024

呼吸频率越快，摄入空气的"效率"就越低……029

错误的"深呼吸"反而会导致身体不适……032

呼吸是由"二氧化碳"控制的……036

1. 厉害的二氧化碳让身体充满氧气……036

2. 厉害的二氧化碳凭什么向指挥塔发出"指示"……038

3. 厉害的二氧化碳,作为协调员也很出色……040

<知识拓展> 当出现换气过度综合征时……041

身体不适的原因在哪里?……043

<知识拓展> 熟练使用脉搏血氧仪吧!……045

招致疾病的"嘴巴张开"……050

用口呼吸带来的不适症状……053

学会"用鼻呼吸",减少感染疾病的风险……055

<知识拓展> 舌头也要朝上!……058

惊人的效果！
万能的呼吸法——"膈肌呼吸法"

调整呼吸的好处竟然这么多！……062

掌控肺的两大呼吸肌——"膈肌"和"肋间肌"……065

稳定的"腹式呼吸"与主动的"胸式呼吸"……069

1. 主角是膈肌的"腹式呼吸"……069

2. 主角是肋间肌的"胸式呼吸"……072

互相协助、互相支持的呼吸肌……075

推荐"膈肌呼吸法"的理由……077

知识拓展　小婴儿哭不累的原因……081

"膈肌呼吸法"带来的诸多好处……083

知识拓展　盆底肌与呼吸的"意外"关系……086

锻炼呼吸肌还能"瘦身"！……089

能控制自主神经的只有"呼吸"……092

1. 甚至能调节激素分泌的呼吸法……093

2. 认真小心地深呼吸……096

知识拓展　"歇口气，活下去"……097

第4章

实践！现在马上就开始尝试吧
——调节自主神经的"呼吸肌锻炼"

"只需这样做"就能带来惊人的效果！……102

准备篇 关键的"膈肌"准备好了吗？……104

［确认腹部的动作］……106

［确认胸部的动作］……107

［确认胸部和腹部的动作］……108

"做不好……""好久没这样做"的情况……109

［使用饮料瓶的"膈肌呼吸模拟训练"］……110

呼吸法 掌握"膈肌呼吸法"吧！……111

首先要端正姿势……112

使肺内残存的空气焕然一新的"排气呼吸"
——用口呼气，用鼻吸气，膈肌呼吸的初学者课程……114
　［排气呼吸］……116

锻炼呼吸功能的"加压呼吸"
——用鼻呼气，用鼻吸气，膈肌呼吸的进阶者课程……117
　［加压呼吸］……119

正确的深呼吸……120
　［深呼吸］……122

知识拓展 右侧运动，左侧稳定……123

呼吸肌基础伸展运动——"抱球姿势"……125

目标是胸廓的"锁骨周围肌肉伸展运动"……128

早晨起床前就能立刻做的"懒人胸廓伸展运动"……130

知识拓展 聆听自己呼吸声的效果……132

结束语……133

第 **1** 章

你好好地呼气
和吸气了吗？
你的呼吸能力
有多强？

> 自知的人是最聪明的。
>
> 杰弗里·乔叟
> 诗人

揭示呼吸中潜藏的问题!
对照自检与自测

人只要还有呼吸,肺就会每天24小时不间断地工作。

常识告诉我们,人的健康状况会受到环境和生活习惯的影响。同样的道理,空气可以直接进入的肺也会受到环境和生活习惯的影响,有时肺会出现超出实际年龄的功能衰退。

但是,与体重不同,大概很少有人了解"自己呼吸(运动)的现状与呼吸肌的实力",也就是"呼吸能力"吧。

本章将介绍用于了解"呼吸能力"的简单的对照检查与测试。

第 1 章 你好好地呼气和吸气了吗？你的呼吸能力有多强？

自检 1　肺的疲劳程度对照检查（第 004 页）

自测 1　肺的年龄测试（第 007 页）

自检 2　"过度呼吸"危险程度对照检查（第 010 页）

自测 2　氧气保持能力测试（第 012 页）

自测 3　最大通气量测试（第 015 页）

自检 3　呼吸时的身体动作对照检查（第 017 页）

关于习惯、姿势和身体活动的对照检查与测试，虽然可以一边照镜子一边自己确认，但建议最好让别人帮忙确认，因为这样能够更加客观地进行判断。

1. 你知道肺的疲劳吗？

肺是耐受性非常强的器官，即使丧失了 40% 的功能也不会"喊疼"或"诉苦"。但是在运动时，它会以呼吸紊乱等形式发出求救信号。

下面，让我们来对照检查一下自己的肺的疲劳程度吧。

自检 1 肺的疲劳程度对照检查

①请勾选在日常生活中感到呼吸困难的场景。

☐ 走得有些急时

☐ 匆忙换衣服时

☐ 洗头发时

☐ 大声说话时

☐ 愤怒、哭泣时

②请勾选以下符合的项目。

☐ 在不经意间用口呼吸

☐ 玩手机或用电脑工作时,长时间保持前倾姿势

☐ 经常叹气

注:请根据自己的具体情况,在保证健康和安全的前提下进行本书中的自检和自测。

第 1 章 你好好地呼气和吸气了吗？你的呼吸能力有多强？

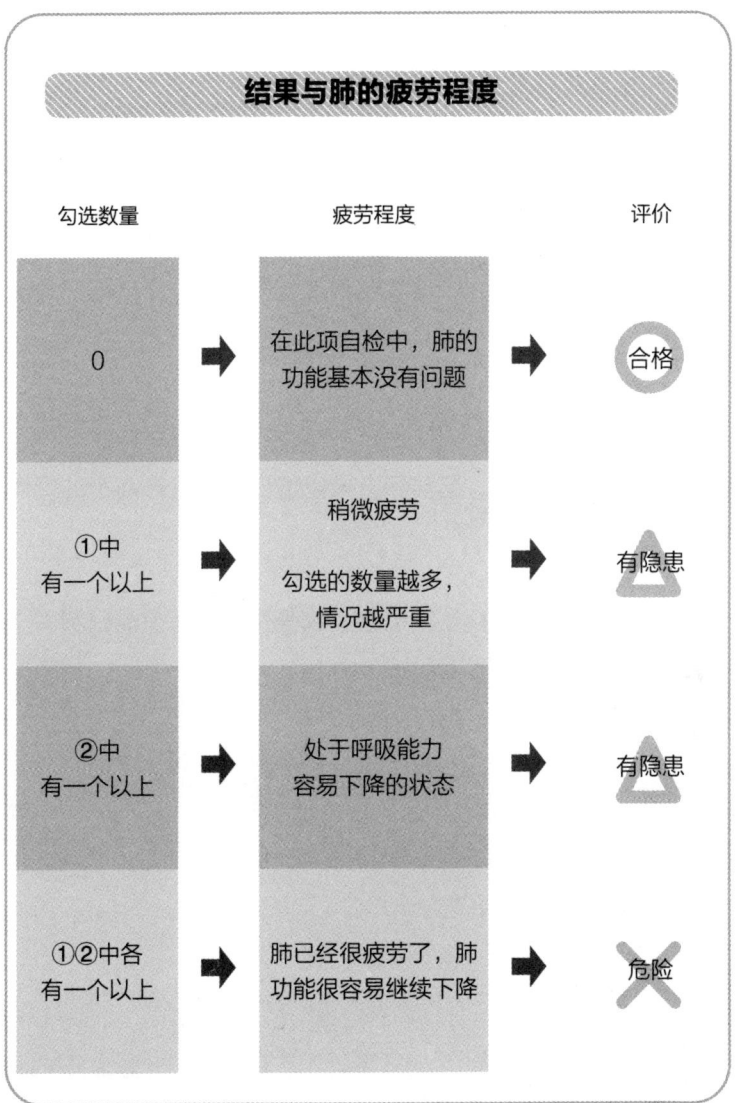

2. 肺的年龄"超过实际年龄"并不稀奇!

大致了解了肺的疲劳程度后,接下来我们通过更具体的指标来测试"肺的年龄"吧。

说到肺的年龄,人们通常以观察能吸入多少空气的"肺活量"为标准,但实际上"一秒量"①更为重要。

为了准确获得这个数值,我们需要使用医院里的"肺功能检测仪"进行测量,但实际上大家能到医院进行测量的机会很少。

下面,让我们利用在家里就可以操作的方法来测试肺的年龄吧。

---

① 深吸气,用力呼出的空气量(用力肺活量,也称时间肺活量)中,第一秒内所呼出的气量被称作一秒量。

第 1 章 你好好地呼气和吸气了吗？你的呼吸能力有多强？

自测 1 **肺的年龄测试**

【需要准备的物品】

纸巾、食品保鲜膜纸芯（长约 30 厘米）、卷尺。

【方法】

①将两张纸巾用力揉成直径约 2 厘米的纸巾球，用胶带固定住，使其不会散开。

②把做好的纸巾球放进食品保鲜膜纸芯中（放入将要吹气的一侧）。

③保持站立的姿势，使纸芯与地面保持平行，深吸一口气，"呼"的一声用力将纸芯中的纸巾球吹飞出去。

④测量纸巾球飞出的距离。

注：女性测量时，请将下页飞行距离乘以 0.7，即以（ ）中的数值作为基准。

90% 的不舒服，呼吸就能解决

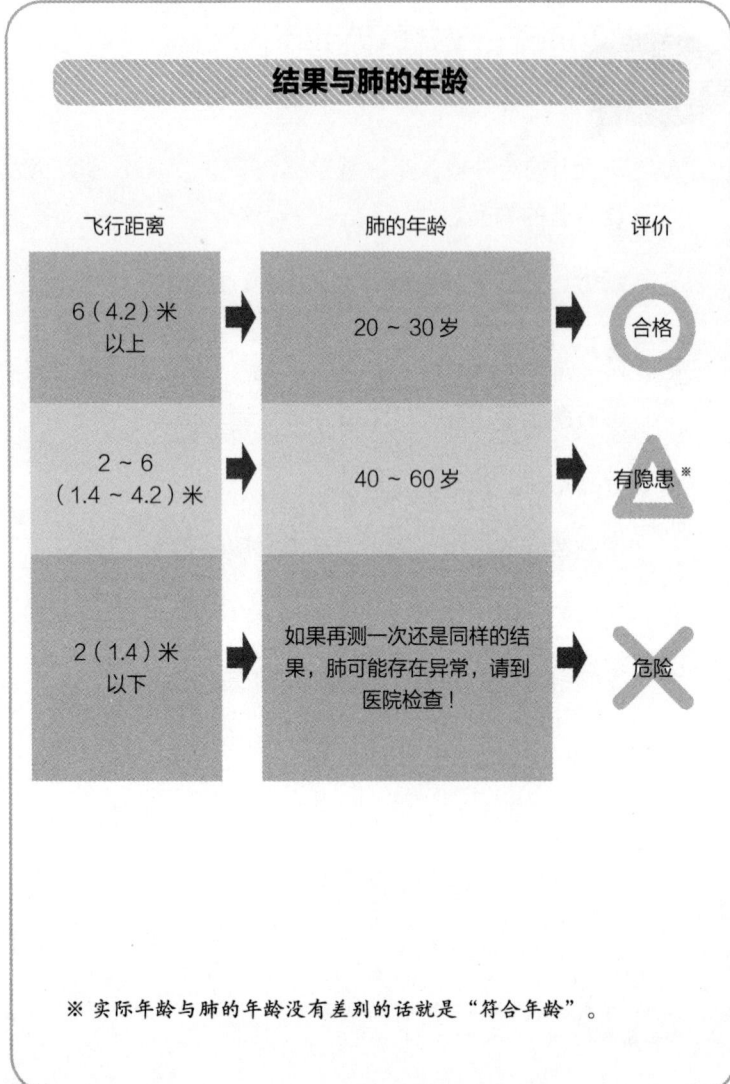

3. 适当的量和质——"呼吸"也不例外

人类有适当的营养摄入量，就像暴饮暴食会导致肥胖而损害健康一样，呼吸也有适当的量和质。

由于压力和不规律的生活，很多人在日常生活中出现过度呼吸的情况。慢性过度呼吸会导致慢性疲劳、睡眠障碍、肩膀酸痛、头痛、怕冷、消化不良等症状，以及身体肥胖。关于这一点我将在后文（第 024 页）详细解说。

如果出现了下页"自检 2"中的任何一种症状，就有可能存在过度呼吸的情况。

自检 2　"过度呼吸"危险程度对照检查

【症状】

□ 明明没进行剧烈运动，也会感到呼吸困难

□ 即使保持安静，也能听到自己的呼吸声

□ 每分钟的呼吸次数超过 25 次

□ 经常打哈欠

□ 在不经意间用口呼吸

□ 被别人指出经常叹气

【姿势、身体动作】

□ 嘴经常微张

□ 呼吸时肩膀上下起伏

□ 呼吸时腹部和胸部都不动

□ 呼吸时胸部的动作幅度比腹部大

第 1 章 你好好地呼气和吸气了吗？你的呼吸能力有多强？

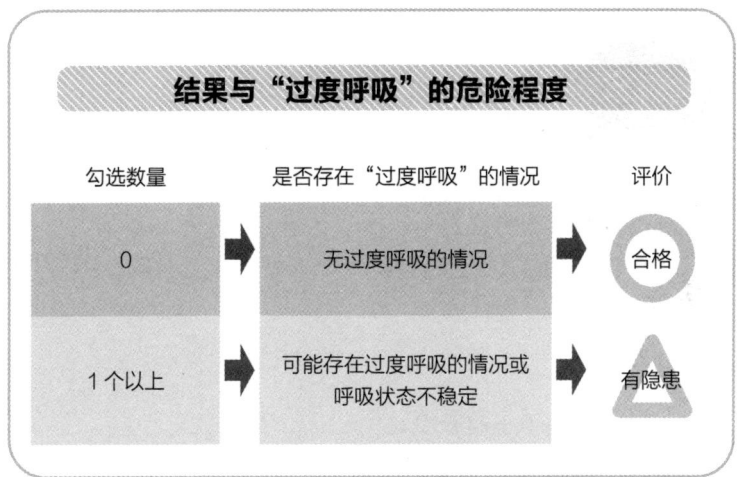

4. 宝贵的氧气，很可能被浪费了

下面让我们通过以下两项测试，来检测通过呼吸吸入的氧气究竟能在多大程度上被有效利用（氧气利用能力）。建议清晨起床后立即进行测试。

・自测 2　氧气保持能力测试 / 第 012 页

测试可以将氧气保持在体内多久（氧气保持能力）。

・自测 3　最大通气量测试 / 第 015 页

测试肺部能吸入多少空气（最大通气量）。

自测 2　**氧气保持能力测试**

【需要准备的物品】

一个秒表。

【方法】

①用鼻子正常吸气。

（注意：不要用力吸气！）

②轻轻呼气。

③紧紧捏住鼻子，开始计时。

④测量到自然感觉"想呼吸"所需的时间。（注意：不要强迫自己忍耐！）

当你想咽口水，喉咙、肩颈、腹部的肌肉开始颤抖时，说明身体接收到了来自大脑的呼吸指令。

⑤松开捏住鼻子的手，用鼻子重新开始吸气和呼气。

注：在第⑤步的时候，如果想要大口吸气，说明憋气过度，请等呼吸平稳后重新尝试一次。

第 1 章 你好好地呼气和吸气了吗？你的呼吸能力有多强？

结果与体内氧气保持水平

结果	平时呼吸的特征	评价
40 秒左右	【最理想的呼吸】 · 呼吸频率为 6～10 次/分，呼吸量※为最小限度	运动员水平
30～39 秒	【合理范围内的呼吸】 · 呼吸频率为 10～15 次/分，呼吸量为最小限度	较为理想
20～29 秒	【疑似过度呼吸】 · 呼吸频率为 15～20 次/分，呼吸量为中等	有隐患
10～19 秒	【过度呼吸】 · 呼吸频率为 15～30 次/分，呼吸量较大 · 经常感到呼吸困难；鼻塞、睡眠障碍、打鼾、有倦怠感、气喘、上气不接下气等 · 用口呼吸、胸部动作幅度大、能听到呼吸声等	危险

帕特里克·麦基翁. 顶级运动员实践：改变人生的最佳呼吸法 [M]. 樱田直美译. 东京：神吉出版社，2017.

※ 呼吸频率和呼吸深度统称为"呼吸量"。另外，健康成人在安静状态下的平均呼吸频率为 16～20 次/分，每次换气量（深度）为 400～500 毫升。

在保证安全的情况下，自测 2 中憋气时间越长的人，氧气保持能力越高，也就是说通过自然呼吸，氧气就能运送至身体各个角落。

如果能在日常生活中进行这样的呼吸，身体在活动时出现呼吸困难的情况自然也会减少，平时的身体状态也会更好。

但是，从一开始就能憋气 40 秒的人绝对不多，有的优秀运动员也只能憋气 20 秒左右。对于普通人来说，从一开始就能憋气 20 秒已经相当出色了。

如果憋气时间在 10 秒以内，那么就开始下面这项训练吧。

只要成绩延长 5 秒，身体状态就会得到明显改善。

适合憋气时间在 10 秒以内的人的训练

·时刻注意用鼻子进行呼吸（可以在睡觉时使用贴在嘴上的胶带等物品）。

·用鼻子呼气，然后捏住鼻子屏住呼吸走 5~10 步，之后休息 1 分钟。每天如此重复做 10 组。

第 1 章 你好好地呼气和吸气了吗？你的呼吸能力有多强？

自测 3　最大通气量测试

【需要准备的物品】

一个秒表。

【方法】

①尽量多吸气，深吸一口气，然后屏住呼吸。

②紧紧捏住鼻子，开始计时。

③测量憋气到极限时所用的时间。

注：因为本测试对身体的负担很重，所以身体不舒服时不要做。

90% 的不舒服，呼吸就能解决

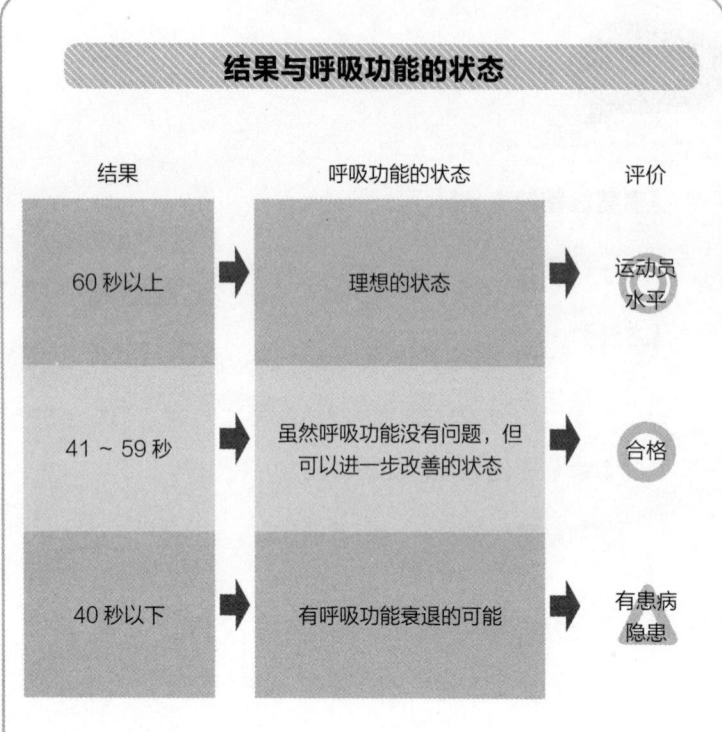

森本贵义，近藤拓人. 新的呼吸教科书：【最新】理论与练习 [M]. 东京：瓦尼·普拉思，2018.

5. 值得关注的是"胸部"和"腹部"

最后，让我们来观察呼吸时腹部鼓起的状态。

在平躺的状态下，吸气时身体没有横向变宽的人，请注意胸部和腹部有没有向上（天花板方向）移动。

自检 3 呼吸时的身体动作对照检查

【方法】

①仰卧，脚掌贴在地板上，抬起膝盖。

②双手贴在腹部两侧，观察吸气时腹部和胸部是如何移动的。

结果与呼吸的状态

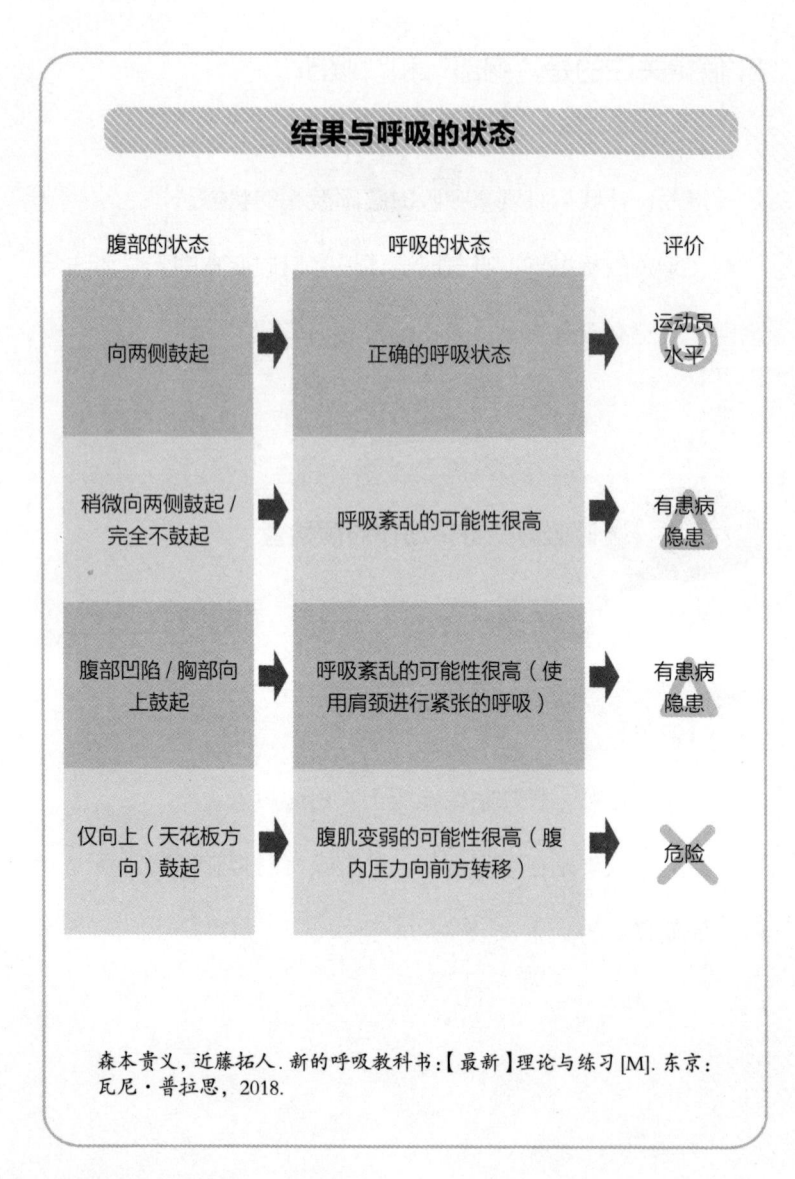

腹部的状态	呼吸的状态	评价
向两侧鼓起	正确的呼吸状态	运动员水平
稍微向两侧鼓起／完全不鼓起	呼吸紊乱的可能性很高	有患病隐患
腹部凹陷／胸部向上鼓起	呼吸紊乱的可能性很高（使用肩颈进行紧张的呼吸）	有患病隐患
仅向上（天花板方向）鼓起	腹肌变弱的可能性很高（腹内压力向前方转移）	危险

森本贵义, 近藤拓人. 新的呼吸教科书：【最新】理论与练习 [M]. 东京：瓦尼·普拉思，2018.

第 2 章

过度呼吸对身体有害

> 知己知彼，百战不殆。
>
> 孙子
> 军事家

呼吸到底是什么？——应该关注的是呼吸的"次数""深度""方式"

从生物学角度来说，"呼吸"是生物体与外界环境进行气体交换的过程。生物体通过呼吸，摄入氧气用于细胞的新陈代谢，为身体提供能量；排出不需要的二氧化碳。

生物没有氧气就无法生存，身体也无法运动。

对于大脑来说，氧气也是不可或缺的营养物质，如果氧气供应不足，大脑的工作效率就会下降。也就是说，如果呼吸持续紊乱，不仅身体机能会下降，大脑的运转也会变得迟缓，控制身体中枢的功能和思考能力也会下降。

大脑中掌管呼吸的"呼吸中枢"发出指令,来调节呼吸及与呼吸相关的器官的工作。

在日常生活中,平静状态下的无意识呼吸被称为"平静呼吸",因疾病等引起的急促呼吸被称为"用力呼吸"。

健康成人在平静状态下呼吸的正常频率为每分钟 16 ~ 20 次,每次换气量(每次呼吸时的吸气和呼气量)为 400 ~ 500 毫升,保持平稳的呼吸节奏。

医学上认为,除此之外的状态都是"异常呼吸",大致分为以下三种类型——

①呼吸的次数异常;

②呼吸的深度异常;

③呼吸的方式异常。

1. 呼吸的次数异常

除了呼吸暂停、呼吸过缓之外,常见的是"呼吸过快"。呼吸过快时,每分钟的呼吸次数超过 25 次,但每次呼吸换气量较低。在发热、兴奋时，或在不安的心理状态下，都会出现这种急促的"哈、哈"呼吸。

呼吸暂停中最具代表性的是"睡眠呼吸暂停"。在睡觉时，由于肥胖等原因导致上呼吸道狭窄，无法保持正常呼吸。其特征是呼吸短暂停止后，突然发出大口吸气般"呼噜噜"的巨大鼾声。

在睡眠呼吸暂停中，一般认为阻塞性睡眠呼吸暂停多发生在肥胖人群和中年男性中，但由于东亚人中有很多人下颌较小，天生呼吸道狭窄，所以女性也有可能发生睡眠呼吸暂停。

2. 呼吸的深度异常

最为人熟知的就是"过度呼吸（过度换气）"吧。

过度呼吸的特征是在无意识中呼吸次数增加，每次换气量稍多或没有太大变化。

"换气过度综合征"是在精神上感到不安和紧张时，快速且多次进行通气量较大的呼吸超过生理代谢所致的一系列症状。

3. 呼吸的方式异常

最具代表性的是"端坐呼吸"。端坐呼吸是指比起躺卧时的呼吸，坐着呼吸更为轻松的状态。

因为在坐姿中，胸廓的活动范围变广，位于肺下部的膈肌更容易活动，所以在支气管哮喘发作、心力衰竭、有肺淤血的患者中会出现这种情况。

慢性疲劳、肩膀酸痛、驼背、失眠、肥胖——可能都是由"呼吸"造成的

虽然没有达到病态的异常呼吸的程度，但现代人在平静状态下，呼吸变得浅且急促的"过度呼吸"的情况正在增加。

户外活动的减少导致运动量降低、工作量增加，媒体和社交网站上流传的负面信息，使很多人都增加了比以前更大的压力。

偶尔，我会带着喜欢的漫画杂志，心情舒畅地坐进公共汽车，欣赏着街道旁悬挂的广告牌，或是眺望着街边风景，悠闲地享受着抵达目的地前的几十分钟幸福时光。

但是，转向车上的其他乘客，几乎所有人都在一直看着手机。通过智能手机，高速公路发生了事故、某人获得了金牌等这些与我们的生活没有直接关系的信息，源源不断地传入大脑。

在现代社会，我们被不需要的信息追逐着，这样的社会氛围使我们被一种必须随时了解各种信息的观念所驱使……我觉得这样的状况正在变得平常。

这种压力和紧迫感会导致呼吸变浅且急促。

呼吸变浅且急促的原因主要有：
①自主神经功能紊乱，导致身心持续紧张；
②玩手机或使用电脑工作时，长时间保持前倾姿势；
③戴口罩产生的不适感、阻塞感、呼吸困难，导致用口呼吸等。

过度的压力等会引起自主神经失调，导致呼吸紊乱。

自主神经是维持生命不可或缺的神经，掌管着呼吸、血液循环、体温调节等重要功能。

自主神经由促进身体活动的交感神经和促使身体休息的副交感神经组成，默默地保护着我们的身体。

为了对抗压力，交感神经会处于优势地位。这样一来，肩颈的肌肉就会保持紧张，进而"膈肌"和"肋间肌"等呼吸肌收缩，能够比较轻松地吸入空气的胸式呼吸或口呼吸就会被优先采用。

人们为了平息焦躁的心情而多次深深地叹气。
为了冷静下来而多次用力呼吸。
不知不觉中就张开了嘴巴。

这种时候，人们基本上是用口呼吸或胸式呼吸，处于过度换气的状态。

出现这些症状都是因为无法顺利地将肺内的二氧化碳"吐

干净",肺里总是残留着废气,所以只能进行浅层的呼吸。

因为呼气很浅,所以呼气后立刻就想吸气,进而陷入了急促呼吸的恶性循环,这就是过度呼吸。

众所周知,长时间的伏案工作和紧张状态会导致驼背、圆肩、富贵包、弯腰等,这些都会使骨骼变形,甚至影响呼吸功能。

呼吸不仅关系到空气中的氧气能否顺利进入体内,还与身、心、脑有着密不可分的关系,甚至会影响身体各个部位的健康状态。

在第010页的"自检2"中,符合一项以上的人,你是不是正因为容易疲劳、肩酸、头痛、慢性疲劳、睡眠障碍、怕冷、消化不良或肥胖而烦恼呢?

也许你现在还是很困惑。

那么请继续阅读本书,你就会找到自己身体不适的原因究竟在哪里了。

呼吸频率越快，摄入空气的"效率"就越低

通过前面的内容，大家是不是都了解过度呼吸是对身体有害的这个事实了呢？那么，为什么浅且急促的呼吸不好呢？让我们通过呼吸时的空气摄入量来进行说明。

正如前文所提及的那样，健康成人的呼吸频率为每分钟 16～20 次，每次换气量为 400～500 毫升。

在这里，我们假定：

· 呼吸浅且急促的人，呼吸频率为每分钟 32 次，每次换

气量为 250 毫升

・呼吸深且缓慢的人的呼吸频率为每分钟 8 次，每次换气量为 1000 毫升

我们来试着比较一下各自摄入的空气量，也就是到达肺泡的空气量吧。

其结果如第 031 页的插图所示。我们会发现深且缓慢的呼吸可以将更多的空气送至肺泡。

产生这种差别的原因是，无论呼吸速度快与慢，都会产生"虽然进入肺，但无法到达肺泡的空气"。关于这方面的详细情况我将在后文进行说明，健康人每次呼吸中大约有 150 毫升的气体不参与气体交换，于是就有了"死腔量（无效腔气量也称为无效通气量）"这个不吉利的名字。也就是说，呼吸频率越快，单位时间内不参与交换的空气比例就越大，摄入空气的效率就越低。

没被利用的空气暂时停留在气管中，然后随着呼气被排出体外。

第 2 章 过度呼吸对身体有害

深且缓慢的呼吸能更高效地摄入空气！

浅且急促的呼吸　　　　　　深且缓慢的呼吸

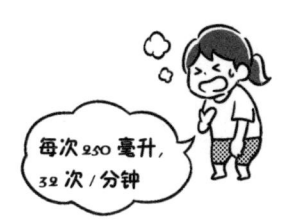

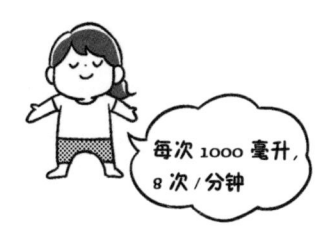

每次 250 毫升，32 次/分钟　　　每次 1000 毫升，8 次/分钟

通过一分钟的呼吸进入肺部的空气量

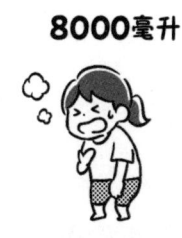

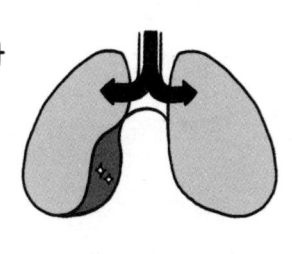

8000 毫升　　　　　8000 毫升

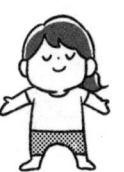

通过一分钟的呼吸到达肺泡的空气量

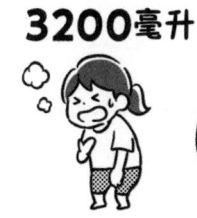

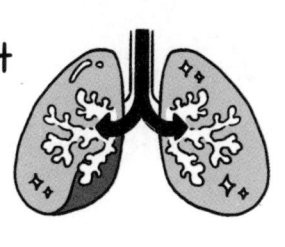

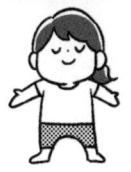

3200 毫升　　　　　6800 毫升

我明明已经那么努力呼吸了！

错误的"深呼吸"反而会导致身体不适

前面我们提到了"浅的呼吸"和"深的呼吸"的说法,让我们深入思考一下所谓"深的呼吸"到底是怎么回事吧。

"都说叫'深的呼吸'了,那当然就是深呼吸啦。"

大家都是这么认为的吧。

那么,请试着按照广播体操的口令,尝试做"张开双臂,准备,吸气,呼气"。

这时,你的身体的哪个部位动作幅度最大呢?

如果动作幅度最大的部位是肩和胸，那就是错误的深呼吸（即"哈、哈呼吸"）。

确实，深吸气和深呼气可以扩张僵硬的胸廓，更多地呼出肺部的残留空气，还可以拉伸肩颈周围的肌肉，因此对于调整心情和消除压力很有效果。

但是，其前提是"正确的呼吸"。

在第017页的"自检3"中，胸部向上起伏的人，可能是日常呼吸时，经常在肩颈等部位处于紧张的状态下吸气，从而养成了深呼吸时进行胸式呼吸的不良习惯。

进行胸式呼吸时，胸廓会大幅度地扩张，乍一看似乎摄入了大量空气，但实际上是，这种呼吸方式，很难使氧气到达末梢的组织（原因将在后文说明）。

在呼吸运动中，"深"意味着"能够将进入肺的空气送至肺的最深处（肺泡）"。

肺泡与血液之间的"气体交换",可以说是呼吸运动(气体交换)的主要活动。将吸入的空气充分地输送到肺泡,这才是"深呼吸",也就是"可以将氧气送达身体各个角落的呼吸"。

更令人担心的是"哈、哈呼吸"带来的坏处。

我们知道,只要进行几次"哈、哈呼吸",大脑的血液供应就会下降。

对于大脑来说,供血不足是一种非常危险的状态,但呼吸中枢作为唯一的"救命稻草"却不会提供任何帮助。

这是因为呼吸的调节系统只在无意识下进行"平静呼吸"时才会发挥作用。

越是重复错误的深呼吸,即"哈、哈呼吸",事态就会越严重。

也许有人会想:"多吸点空气总比少吸点好吧?这样我才会放心。"

但是,在健康人的血液中,动脉血氧饱和度为94%~97%,

第 2 章 过度呼吸对身体有害

所以不必要地吸入过量空气也只是浪费。仅仅靠吸入大量空气，血氧浓度是不会轻易上升的。因此，通过"哈、哈呼吸"用力呼吸也并不能增加血液中的氧气含量。

实际上，让氧气进入细胞，是需要适量的二氧化碳的。

这也是本书的重要内容之一，我将从下一部分开始进行详细说明。

呼吸是由"二氧化碳"控制的

大概是因为在小学的自然课上学到过,呼吸的目的是"吸入氧气,排出代谢物质二氧化碳",所以我们可能对二氧化碳并没有什么好印象,觉得二氧化碳是"代谢过程中产生的废弃物质""导致地球变暖的有害物质"等。

其实,二氧化碳从很多方面都在帮助我们的身体进行呼吸运动,可谓是呼吸运动背后的英雄。

1. 厉害的二氧化碳让身体充满氧气

通过肺摄入的氧气经过气管、支气管、肺泡进入血管,经由血管被运送到全身的细胞。这一过程中,红细胞内的血红蛋白起着关键的运输作用。当血红蛋白到达全身各器官的细胞,试图把携带的氧气传递给细胞时,二氧化碳是必不可少的条件,如果此时血液中的二氧化碳含量不足,血红蛋白就无法释放氧气。

这样一来,细胞便无法得到氧气,血红蛋白只能携带氧气继续在血液中循环。在这个循环的过程中,有可能会生成对身体有害的"活性氧"。

也就是说,要想让身体充满氧气,最重要的并不是"吸入大量空气",而是要让体内保持"适量的二氧化碳"。

那么,为了维持适量的二氧化碳,我们应该怎么做呢?

答案就是"养成缓慢且平稳呼吸的习惯"。

吸气时,大气中的二氧化碳浓度约为 0.04%,呼气时排出的气体中二氧化碳浓度约为 5%。也就是说,在一次呼吸中,呼出的二氧化碳浓度是吸入的二氧化碳浓度的 100 倍以上。如果这一规律不变,那么大家应该都会明白,呼吸次数越多,血液中的二氧化碳的流失就会越多,能够传递给细胞的氧气也就越少。

2. 厉害的二氧化碳凭什么向指挥塔发出"指示"

我在第 021 页曾提到过，呼吸是由大脑中的呼吸中枢控制的。呼吸中枢通过感知血液中氧气浓度、二氧化碳浓度、pH 值（酸碱值）的变化来调节呼吸频率。

其中，对二氧化碳浓度的灵敏度尤其高，当动脉血液中的二氧化碳分压低于 35 毫米汞柱时，呼吸中枢就会通过抑制呼吸来阻止二氧化碳继续从体内排出（下页图左）。

相反，在剧烈运动时，血液中的氧气浓度降低，同时肌肉中的乳酸被分解，在这个过程中会产生大量的二氧化碳，刺激呼吸中枢促进呼吸（下页图右）。

因过度呼吸而导致体内二氧化碳总是处在不足状态的人，呼吸中枢会变得过度敏感（对二氧化碳的耐受性下降）。因此，只要稍微屏住呼吸就会感到痛苦，接着呼吸次数就会变多，进而陷入恶性循环。

第 2 章 过度呼吸对身体有害

影响呼吸中枢的二氧化碳

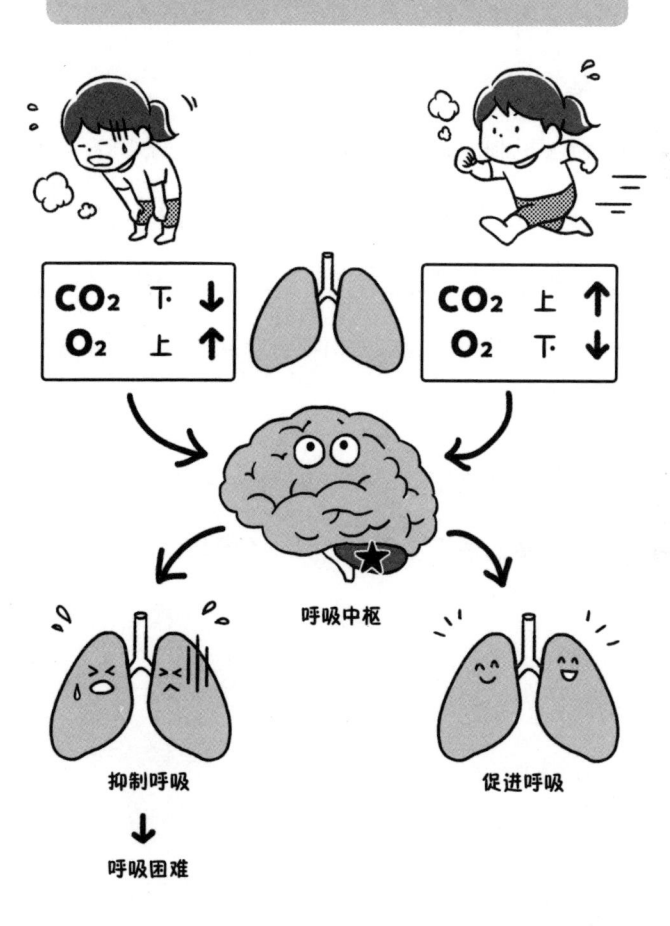

CO_2 下 ↓
O_2 上 ↑

CO_2 上 ↑
O_2 下 ↓

呼吸中枢

抑制呼吸
↓
呼吸困难

促进呼吸

3. 厉害的二氧化碳，作为协调员也很出色

通过前文所述，想必大家都已了解二氧化碳在呼吸运动中扮演着关键角色。

呼吸调节机制启动时，若加上精神因素的影响，人体便可能出现"抗议"，引发"换气过度综合征"。由于过度呼吸（第022页）使身体处于"过度换气"状态，血液中的二氧化碳会大幅减少，进而导致出现手脚和嘴唇发麻、头晕、出冷汗、心悸及恶心等症状。

同时，由于体内二氧化碳浓度降低，呼吸中枢会发出"抑制呼吸"的指令，最终造成呼吸困难的状况。

第 2 章 过度呼吸对身体有害

知识拓展 **当出现换气过度综合征时**

据日本呼吸器官学会的研究，换气过度综合征容易发生在神经质的人、有焦虑症倾向的人、容易紧张的人身上。另外，也有可能因睡眠不足、身体疲劳等因素而发生，可以说谁的身体都有可能出现换气过度综合征。

如果你或你身边的人出现了换气过度综合征，请立即做以下两个动作。

●保持前倾的姿势，以便进行腹式呼吸。

●注意"呼气时间比吸气时间长（2∶1左右）"，缓慢地用鼻子进行呼吸。

出现换气过度综合征时，过去曾采用过用纸袋捂住口鼻，将二氧化碳吸回体内的方法（纸袋法），因为有可能会出现反效果，所以现在已经不推荐这样做了。

身体不适的原因在哪里?

在这里,我将因过度呼吸而导致肩酸、头痛、慢性疲劳、睡眠障碍、怕冷、消化不良和肥胖等各种不适症状的过程进行总结(具体见 044 页图)。

希望大家能够结合说明,找出自己身体不适的原因。

改善过度呼吸，身体不适症状可能就会消失！

```
┌─────────────┐   ┌─────────────┐   ┌─────────────┐
│  身心压力    │   │ 过多地使用   │   │ 过多地进行错误的深│
│             │   │ 电脑或手机   │   │ 呼吸，也就是      │
│             │   │             │   │ "哈、哈呼吸"      │
└─────────────┘   └─────────────┘   └─────────────┘
      │                 │                 │
 焦虑、烦躁、       大脑、肌肉        肩颈肌肉紧张，
 消极思考、         紧张，交感       姿势不正确
 注意力低下、       神经持续处
 无精打采           于优势地位
                        │
                        ▼
            ┌─────────────────────────┐
            │ 呼吸量增加（浅且急促的呼吸）│
            └─────────────────────────┘
                        │ 习惯过度呼吸的状态
                        ▼
            ┌─────────────────────────┐
            │     氧气保持能力下降      │
            │   （不能长时间屏住呼吸）   │
            └─────────────────────────┘
                        │ 过多排出二氧化碳
                        ▼
      ┌───────────────────────────────────────┐
      │ 血液中二氧化碳量不足、无法将足量的氧气运送至各组织│
      │            器官（→低氧状态）              │
      └───────────────────────────────────────┘
           │              │                │
           ▼              ▼                ▼
    ┌──────────┐   ┌──────────┐   ┌──────────┐
    │  亚健康   │   │ 血流量下降 │   │ 免疫反应、 │
    │（状态不佳）│   │          │   │ 炎症反应下降│
    └──────────┘   └──────────┘   └──────────┘

  慢性疲劳、睡眠障碍、   肩膀酸痛、头痛、眼睛疲   容易感染传染病
  对光或声音敏感         劳、手脚冰冷、消化不良   且难以治愈
```

第 2 章 过度呼吸对身体有害

> **知识拓展**　**熟练使用脉搏血氧仪吧！**

我相信很多人购买了脉搏血氧仪。

该仪器通过光照射手指或耳垂来测定动脉血氧饱和度，测量红细胞的血红蛋白与氧结合的百分比。

血氧饱和度是在临床观察患者状态时必不可少的指标。

脉搏血氧仪从最近才开始被大众所使用，因此我先来介绍一下需要提前了解的有用信息吧。

不要被刚佩戴后的数值吓到

脉搏血氧仪会显示佩戴者的心率及每隔一段时间（几秒钟）获得的血氧饱和度值的平均值，每秒进行更新显示一次。因此，在刚开始测量时数值可能会低得惊人。

请静待 10~20 秒，直到显示的数值稳定下来。

很难达到 100%

佩戴脉搏血氧仪后，你会发现数值很难达到 100%。这是因为动脉血中血红蛋白与氧相结合的能力上限（血氧饱和度）原本就在 97% 左右，所以数值只要在 96% ~ 99% 就没有问题。

血氧饱和度降到 93% 时，医生就会感到担心，低于 90% 时就会非常紧张了。

即使感到呼吸困难，数值也有可能并未下降

贫血是一种常见的血液疾病，其主要特征是体外周中红细胞数量减少，导致组织和器官供氧不足，因此会让人感到呼吸困难。但是血氧仪测量的是"与氧气结合的血红蛋白的量"，所以在因血红蛋白数量减少而导致供氧不足造成贫血的情况下，数值仍会显示为正常值。

在换气过度综合征中出现的呼吸困难，与其说是因为氧气浓度数值绝对下降而引起的，倒不如说是因为精神因素等原因而引起的，因此多数情况下氧气浓度数值并不会下降。

不过，在怀疑为换气过度综合征发作时，必须与因肺部或心脏疾病导致的呼吸困难进行区分，并且从确认心率的意义来说，一定要测量血氧饱和度。

即使没有出现呼吸困难，数值也可能会下降

当人体体温升高时，基础代谢率会上升，耗氧量也会增加，这样一来，身体就会比平时消耗更多的氧气，进而陷入低氧状态。

另外，持续咳嗽或者说太多话时，血氧饱和度的数值也会下降。

老年人的数值会偏低

呼吸肌的功能会随着年龄的增长而逐渐衰退,因此老年人的血氧饱和度数值有时会低于标准值。

如果手指测不出来,还可以使用脚趾

如果做了深色美甲而造成手指不透光的话,就无法通过手指准确测量血氧饱和度。这时用脚趾来进行测量也是可以的。只不过使用脚趾需要更长的时间来显示出正确数值,请耐心等待。

安静地在室内测量吧

以下这些情况无法准确测量血氧饱和度:血液循环差,指尖发凉,身处室外光线过亮的地方,进行运动的时候。

另外,刚吸完烟时,香烟中所含的一氧化碳会代替氧气与血红蛋白结合,因此也无法测出准确的数值

（因为脉搏血氧仪无法区分一氧化碳和氧气）。

1974年，日本光电工业株式会社的研发人员青柳卓雄发表了这一发明成果，后来柯尼卡和美能达公司将其商品化，并在世界各地的医疗机构广泛应用。

有了这项发明，不需要采血就能了解血液的状态，这真是一项为患者造福的发明呢。

招致疾病的"嘴巴张开"

前段时间，日本一项全国性调查结果显示，30%以上的孩子在日常生活中经常处于"嘴巴张开"的状态。[1]

"嘴巴张开"是指由于骨骼、肌肉、咬合、牙齿排列等原因引起的"唇闭合不全"的状态，是与用口呼吸关系密切的症状。

专家指出，随着年龄的增长，这一比例还会增加，自然改善的可能性很小。由此可知，相当多的人都是用口呼吸的。

---

[1] 野上幸子,齐藤一成,稻田惠美,等.日本生长发育期儿童唇闭合不全的患病率：一项大规模的、基于调查的横断面研究[J].环境卫生与预防医学,2021,26:11.

人们在睡觉时肌肉放松，不能有意识地使嘴巴闭合，因此即使没有鼻塞等症状，也很容易形成用口呼吸的习惯。

另外，用口呼吸时，当打鼾或呼吸突然中断，大脑会感知到异常，导致身心紧张，造成睡眠质量下降等不良影响。

☐ 注意力集中时会不自觉地张开嘴

☐ 嘴唇容易干燥

☐ 吃东西快

☐ 吃东西时发出"吧唧吧唧"的声音

☐ 有只用一侧牙齿进行咀嚼的习惯

☐ 容易患口腔炎

☐ 早晨起床后喉咙痛

☐ 有流口水的痕迹

☐ 出现口臭

……如果你发现自己出现过以上症状，建议应该注意一下自己是不是白天也在用口呼吸。

另外，有哮喘病史的人，以及在第 1 章的几个自检及自测中，符合"用口呼吸"一词描述情况的人也同样需要注意。

对哺乳动物来说，嘴原本是"消化器官"，是用来咀嚼食物、使食物与消化液混合后送入胃的"进食器官"。

据说，只有在进化过程中会使用语言说话的人类，才开始用口呼吸。

确实，刚出生的婴儿在喝母乳和牛奶时无法用嘴进行呼吸，他们会好好地用鼻子进行呼吸，这也让我们意识到用鼻呼吸才是最自然的呼吸方式。

与用鼻呼吸的人相比，用口呼吸的人会吸入大量的空气到体内，因此破坏了体内氧气与二氧化碳的平衡，导致大脑和肌肉陷入氧气不足的状态。

长期用口呼吸会导致疲劳感不易消除、常常情绪不佳、注意力不集中、工作效率低下等，很多研究都得出了这一结论。[1]

用口呼吸的人,据说还会出现很多不适症状。

用口呼吸带来的不适症状

☐ 容易患流感等传染病:

含有病原菌的冰冷空气直接接触喉部黏膜,容易引起疾病。

☐ 导致过敏性疾病(花粉症、特应性皮炎、哮喘等)恶化:

---

[1] 相关研究可见于:
[1] 金 EJ, 崔 JH, 金 KW, 等. 张口呼吸对阻塞性睡眠呼吸暂停患者上气道间隙的影响: 三维 MDCT 分析 [J]. 欧洲耳鼻喉科医学杂志, 2011, 268(4): 533-539.
[2] 克雷维 HR, 维尔库拉 P, 莱托 J, 等. 阻塞性睡眠呼吸暂停综合征患者在持续气道正压通气治疗前及治疗期间上呼吸道症状的发生率 [J]. 呼吸: 国际胸部疾病评论, 2010, 80(6): 488-94.
[3] 大木 M, 白井 N, 金泽 H, 等. 阻塞性睡眠呼吸暂停患者口腔呼吸与鼻塞的关系 [J]. 耳鼻喉科学报, 1996, 523: 228-30.
[4] 李 SH, 崔 JH, 申 C, 等. 张口呼吸对上呼吸道解剖结构有何影响? [J]. 喉镜, 2007, 117(6): 1102–6.
[5] 沙夫 MB, 科恩 AP. 打鼾和阻塞性睡眠呼吸暂停中鼻塞的诊断及治疗意义 [J]. 过敏、哮喘和免疫学年鉴, 1998, 81(4): 279-87; 测验 287-90.
[6] 瓦西列夫斯卡 J, 卡扎斯基 M. 儿童阻塞性睡眠呼吸暂停低通气综合征的临床分析 [J]. 医学通讯, 2010, 63(3): 201-12.
[7] 劳保伊 M, 克洛普 N, 肯普 S, 等. 鼻与睡眠呼吸障碍: 认知与未知 [J]. 胸, 2003, 124(6): 2309–23.

因致病物质或刺激性物质容易侵入体内。

□容易出现蛀牙、牙周病、牙龈炎、口腔炎，口臭也会加重：

因为口腔干燥，唾液分泌量减少，使口腔自洁能力变差，容易滋生细菌。

□睡眠质量变差：

张着嘴睡觉，舌头就会往后缩，容易堵塞呼吸道，就会出现打鼾或睡眠呼吸暂停。

□驼背：

张着嘴，下巴会后缩，呼吸道也会变窄，为了保证呼吸道通畅，头只能向前伸。

□脸部出现皱纹、松弛：

口轮匝肌等嘴周围的表情肌肉会变得松弛，导致出现眼角纹和法令纹。

□双下巴：

固定舌头位置的肌肉衰退，下颌支撑力减少，促进脂肪堆积，容易形成双下巴。

学会"用鼻呼吸",减少感染疾病的风险

听了这么多关于用口呼吸的危害之后,大家应该会下定决心,"无论如何都要用鼻呼吸"了吧。

用口呼吸的全部缺点,可以通过用鼻呼吸完美消除。

用鼻呼吸的最大好处在于:鼻腔可以起到吸尘、过滤的作用,能够去除空气中所含的灰尘和花粉等杂质,将干净的空气调整到适当的湿度和温度后送至肺部。可以说,鼻子是我们身体上的可以加湿的空气净化器。这样,用鼻呼吸就能在一定程度上降低感染疾病及使过敏性疾病恶化的风险。

从鼻子吸入的空气在通过结构复杂的鼻腔的过程中,会接

触到大面积的黏膜。因此，用鼻呼吸会比用口呼吸增加50%的阻力，虽然用鼻呼吸每次吸入的空气量减少了，但体内可使用的氧气量会增加20%。[1]

"增加阻力"还有另外一个好处。

一项研究将受试者分为三组，分别是在运动时：第一组仅用鼻呼吸，第二组仅用口呼吸，第三组口—鼻呼吸结合。调查研究了受试者的运动强度与心率的关系，结果发现只有第一组仅用鼻呼吸组的受试者获得了与有氧运动相同的效果。[2]

也就是说，在运动的时候，或者只是在走路的时候，不用口呼吸，而仅用鼻子呼吸的话，就可以将运动转换为有氧运动。

无论是高鼻梁，还是塌鼻梁，鼻子都是守护着我们的无名英雄，让我们心怀感恩之情好好珍惜鼻子吧。

---

[1] 罗纳德·莱，贝弗利·H.蒂蒙斯.呼吸障碍的行为和心理治疗[M].纽约：美国施普林格出版社,1994.
[2] 莫顿AR,金K,帕帕利亚S,等.口腔呼吸和鼻腔呼吸的最大耗氧量的比较[J].澳大利亚体育科学与医学杂志,1995,27(3):51-5.

第 2 章 过度呼吸对身体有害

鼻子是人体自带的可加湿的空气净化器

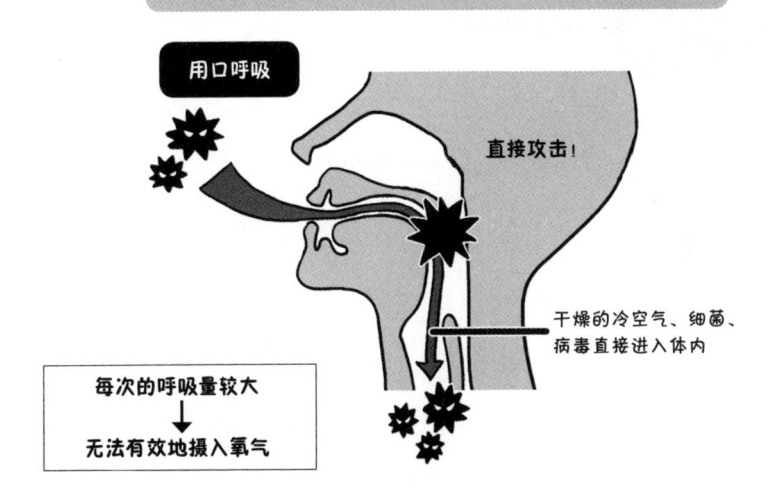

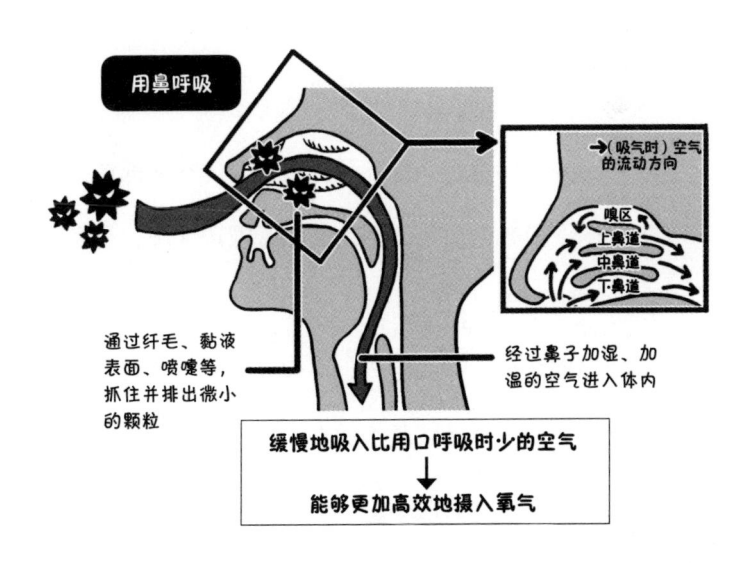

用口呼吸

直接攻击！

干燥的冷空气、细菌、病毒直接进入体内

每次的呼吸量较大
↓
无法有效地摄入氧气

用鼻呼吸

→（吸气时）空气的流动方向

嗅区
上鼻道
中鼻道
下鼻道

通过纤毛、黏液表面、喷嚏等，抓住并排出微小的颗粒

经过鼻子加湿、加温的空气进入体内

缓慢地吸入比用口呼吸时少的空气
↓
能够更加高效地摄入氧气

057

知识拓展 舌头也要朝上！

舌头看似轻薄，实则它是块肌肉。

健康的成年人，闭着嘴时，舌尖应该抵在上门牙的根部（即上颚）。

如果习惯了用口呼吸，或者能够正确用鼻呼吸，由于某种原因使舌头的肌肉力量减弱，导致舌头落下来（下页插图），就会给身体带来各种各样的不良影响。

另外，如果舌头像下页的左侧插图一样抵在上颚上，向上顶的力量可以帮助支撑颈部和头部，有助于预防肩膀酸痛。

想改变用口呼吸的人，不仅要注意"嘴巴是否张开"，还要注意舌头是否放在正确的位置上。

第 2 章 过度呼吸对身体有害

只要每天有意识地把舌头贴在上颚，就能锻炼舌头的肌肉，还能避免嘴巴不自觉地半张开。

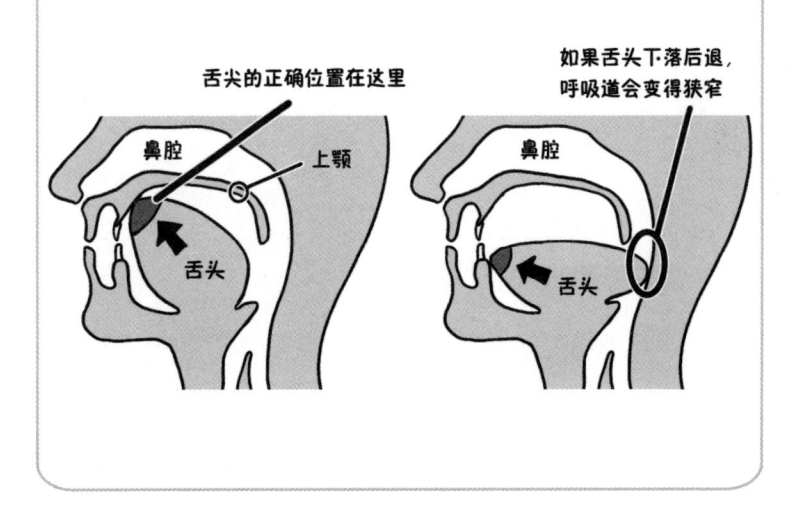

舌尖的正确位置在这里

鼻腔　上颚　舌头

如果舌头下落后退，呼吸道会变得狭窄

鼻腔　舌头

第 **3** 章

惊人的效果！万能的呼吸法——"膈肌呼吸法"

> 习惯是第二天性。
>
> 马尔库斯·图利乌斯·西塞罗
> 政治家、哲学家

调整呼吸的好处竟然这么多！

"通过控制呼吸能够调节身体和心灵"，这是人类自古以来采用的诸多健康养生法的共通概念。

很多健康养生法都可以随时随地、轻松愉快地进行，例如瑜伽调息、丹田呼吸法等。这些健康养生法一直以来都被广泛实践。

近年来，随着脑科学、生理学、解剖学等学科的发展，这些呼吸法的效果也不断得到证实。可以说，呼吸法是一种基于科学依据而逐步确立的健康养生法。

现在，呼吸法不仅仅被视为健康养生法，还被应用在武术、格斗、马拉松等体育运动和发声方法上面，甚至在分娩时也可以使用。一旦掌握了诀窍，从日常生活到特殊的场合，都可以广泛运用呼吸法。这一点也越来越受到大家的关注。

呼吸法存在着各种各样的流派，特征也略有不同。

尽管如此，不同的呼吸法都认可调整呼吸的益处，我只列举一些已经得到证实的代表性优点。

·促进身体吸收氧气

·增强肺功能

·安定自主神经

·提高代谢并改善血液循环

·稳定血压

·提升减肥效果

·刺激激素和酶发挥作用，活化内分泌腺

·消除肩酸、腰痛和膝盖痛

·增强运动能力

・提高大脑性能

・提高专注力

・消除压力

・放松身心

……

除此之外，我相信呼吸法还有很多很多的好处。

掌控肺的两大呼吸肌
——"膈肌"和"肋间肌"

关于呼吸，目前为止我介绍了肺的功能及呼吸与二氧化碳的关系。

在此，我想告诉大家一个重要的事实。

那就是……

其实肺是无法自主运动的！

大家可能会这么想：

什么？我们每天吸气呼气超过 2 万次，肺却不能靠自己活动吗？

是的，没错。

因为肺并没有肌肉，所以不能靠自己活动，只能靠附近的肌肉牵动而进行活动。

肺在进行呼吸运动时，使用的肌肉从颈部到下腹部有20多块。

其中以"膈肌"和"肋间肌"两大呼吸肌最重要，负责控制肺的运动。

关于两大呼吸肌各自的详细情况将在后文进行叙述，在此我们先来了解一下呼吸的原理吧。

吸气时的主力选手是膈肌。

呈圆顶状的膈肌收缩，使肺扩张并吸气。此时，促使肺运动的力量中，七成来自膈肌，三成来自肋间肌。

相反，呼气时膈肌停止收缩，肋间肌使胸廓变窄，肺自然收缩，将废气呼出。

这两块肌肉的有趣之处在于，它们明明位于与内脏相邻的位置，却与胳膊、腿的肌肉一样，可以依靠自己的力量来控制运动。

第 3 章 惊人的效果！万能的呼吸法——"膈肌呼吸法"

膈肌与肋间肌

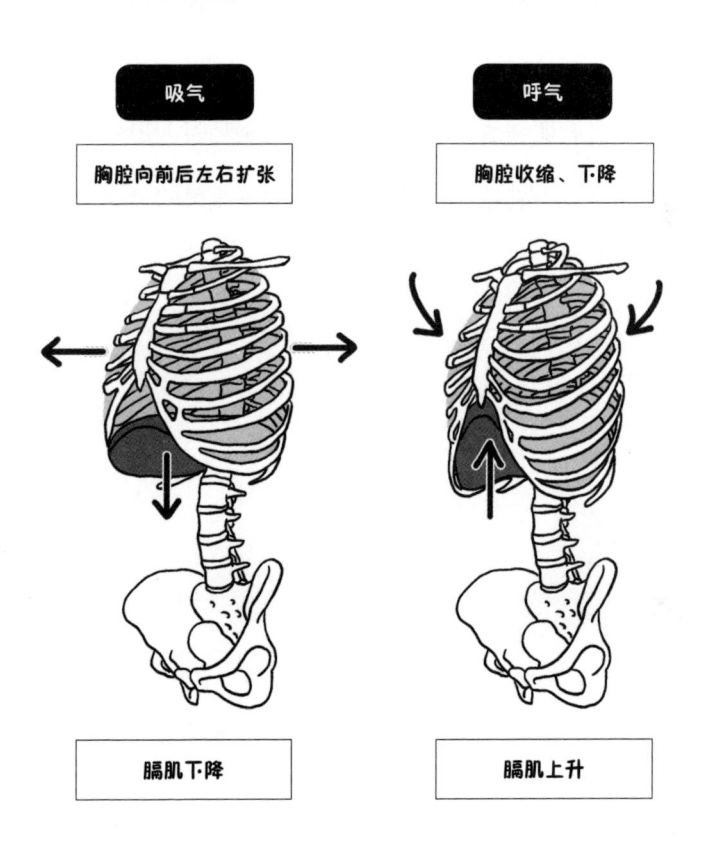

吸气

胸腔向前后左右扩张

膈肌下降

呼气

胸腔收缩、下降

膈肌上升

肋间肌

膈肌

067

呼吸系统基本是按照呼吸中枢的指令自动运转的，因此即使在睡眠中，在我们没有意识的情况下，呼吸也不会停止。

既然我们能够通过自己的意识来控制呼吸，那就没有理由不善加利用。控制呼吸，其实就是控制呼吸肌的运动，就这么简单。

稳定的"腹式呼吸"与主动的"胸式呼吸"

众所周知,呼吸分为"腹式呼吸"和"胸式呼吸"。

①主角是膈肌的"腹式呼吸"。

②主角是肋间肌的"胸式呼吸"。

下面,我将介绍这两种呼吸法的特征。

1. 主角是膈肌的"腹式呼吸"

说起膈肌,从第067页的插图中可以看出,膈肌是位于胸部(胸腔)和腹部(腹腔)之间、呈圆顶状的肌肉,平均厚度为 3～5 毫米。如果加上脂肪和（两层）膜的话，厚度可以达到 2 厘米。

因为膈肌需要支持每天 2 万次以上的呼吸运动，自然强壮有力。

用烤肉来比喻，膈肌相当于牛内裙肉和牛外裙肉的部位，的确是比膜更加结实的肌肉。

在腹式呼吸中，膈肌是主角。

肋间肌、腹肌、盆底肌等其他肌肉担任配角，跟着膈肌一起动起来。

虽然膈肌强壮有力，但它的动作只是非常简单的上下运动。因此，利用膈肌呼吸仅需要很少的耗氧量就可以增加对全身的供氧量。如果全身的氧气充足，呼吸次数就会减少，便能够实现身体不易疲劳的良性循环，也就是说，这是一种性价比非常高的呼吸法。

第 3 章 惊人的效果！万能的呼吸法——"膈肌呼吸法"

腹式呼吸

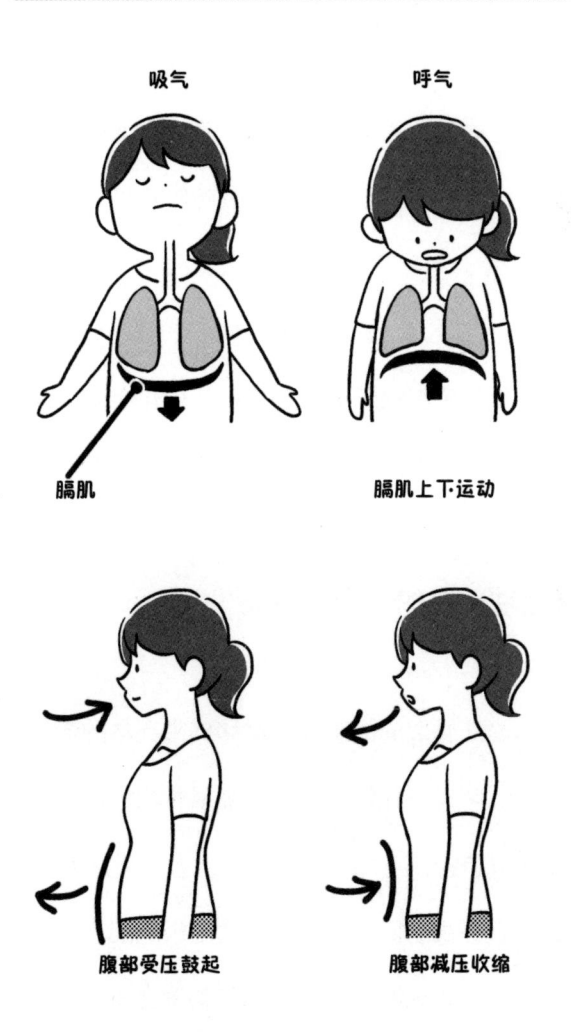

吸气　　　　　呼气

膈肌　　　　　膈肌上下运动

腹部受压鼓起　　　腹部减压收缩

而且，膈肌上聚集了很多自主神经。

自主神经是不受意识控制的，但可以积极地活动膈肌，刺激自主神经束，使副交感神经处于优势地位，引导身体保持稳定的状态。正如"放松肩膀力量""稳住腹部核心"这样的词语一样，自古以来我们都是采用腹式呼吸平息紧张和兴奋，冷静下来。

这样看来似乎腹式呼吸好处多多，但也有人认为，过度地进行腹式呼吸会导致内脏下垂。凡事过犹不及。

2. 主角是肋间肌的"胸式呼吸"

肋间肌是肋骨之间的肌肉，用烤肉来比喻的话就是肋排直排之间的肉。它具有狂野的外形与细腻甘甜的肉质，这一巨大反差让人难以抗拒。

胸式呼吸是由肋间肌与一些辅助呼吸肌配合完成的。

胸式呼吸时依靠肋间肌的运动使胸廓变宽或变窄，因此胸部会向斜上方鼓起，肩膀也会上下起伏。人们常说，情绪过度激动时"连肩膀都在用力"，确实，我们在紧张时都是这样进行呼吸的。

胸式呼吸的好处在于：首先，在缺氧的状态下，可以迅速吸入氧气；其次，由于在胸式呼吸中交感神经处于主导地位，能够促进肾上腺素的分泌，因此在锻炼身体、振奋精神时，有意识地进行胸式呼吸会有显著的效果。

众多呼吸法都是以腹式呼吸为基础的，而受女性欢迎的普拉提则是以胸式呼吸为基础的。据说普拉提可以刺激腹横肌这一肋骨周围的肌肉，具有调整脊柱和骨盆的位置、锻炼腹部核心肌肉、提高基础代谢率的效果。

换句话来说，胸式呼吸就是主动地呼吸。

不过，由于每一次呼吸都需要使用较多的肌肉，仅呼吸就会消耗掉约全部耗氧量的35%，所以作为在平静时日常使用的呼吸法，胸式呼吸具有相当耗能的缺点。

90% 的不舒服，呼吸就能解决

胸式呼吸

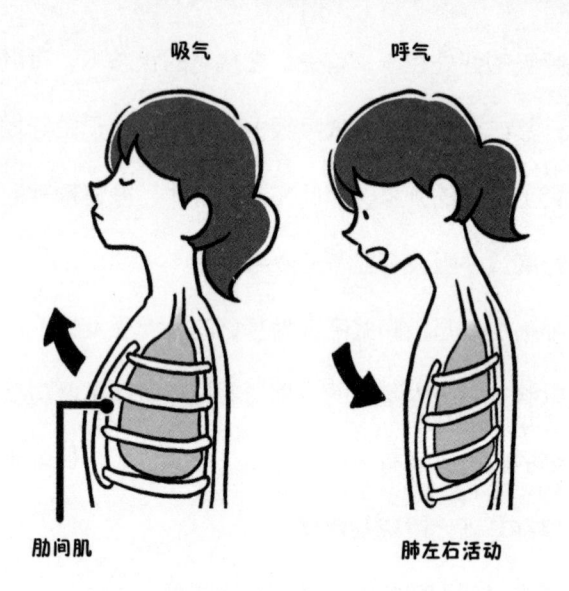

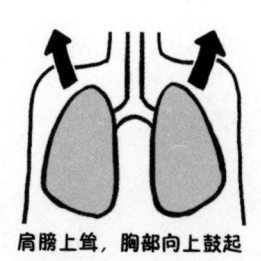

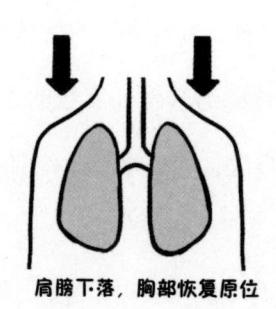

吸气　　　　呼气

肋间肌　　　　肺左右活动

肩膀上耸，胸部向上鼓起　　　　肩膀下落，胸部恢复原位

第 3 章 惊人的效果！万能的呼吸法——"膈肌呼吸法"

互相协助、互相支持的呼吸肌

听到"腹式呼吸"和"胸式呼吸"时，大家会有怎样的印象呢？主导这两种呼吸方式的肌肉分别为两大呼吸肌，乍一看还以为两者是相互对立的关系呢。

事实上，我们并不是只用其中一种方法来进行呼吸，只要不是有意识地改变呼吸方式，我们就会同时进行两种呼吸。

绝对不能说"腹式呼吸是好的呼吸法，胸式呼吸是坏的呼吸法"。

确实，腹式呼吸在众多呼吸法、运动、发声法中都备受推崇。

我们在日常生活中会遇见各种各样的情况，呼吸方式也需随之调整。

例如，当早上睡过头，发现快要迟到时，我们需要匆忙换衣服，争分夺秒地去赶平时搭乘的公共汽车。在这种紧急情况下，仅仅依靠腹式呼吸显然难以满足身体对快速反应的氧气需求。

起床后，看着时钟，让昏昏沉沉的大脑清醒过来的就是交感神经。抱着头"啊——"地大喊一声之后，能给人迅速换衣服的力量的，也是由交感神经的兴奋与肾上腺素的分泌起到的推动作用。

完成这一连串的动作以及跑到车站的冲刺中，能够迅速吸气的胸式呼吸就显得尤为重要。

相对而言，腹式呼吸的出场时间，是我们能够自主掌控节奏的时候。

可见，在生活中，腹式呼吸和胸式呼吸都是不可或缺的。

第 3 章 惊人的效果！万能的呼吸法——"膈肌呼吸法"

推荐"膈肌呼吸法"的理由

我曾在第 021 页中提到过呼吸分为"平静状态下的平静呼吸"和"呼吸急促时的用力呼吸"。

"平静呼吸"是放松状态下的呼吸，因此呼吸频率低。悠闲地进行呼吸，进入体内的氧气量也会变多。

在"用力呼吸"中，除了需要使用在平静呼吸中发挥作用的呼吸肌之外，还需要使用"肩颈、锁骨周围的肌肉"和"背肌"。如前所述，在紧张状态下，我们会无意识地进行用力呼吸，反复多次或长时间持续用力呼吸的话，就会导致肩膀僵硬或肌紧张性头痛。

在这种时候,如果掌握一种迅速消除不适、调整身体状态的呼吸方法,无疑能让我们安心不少。

平静呼吸在我们的全部呼吸中占比高达99%。这样一来,平静时进行什么样的呼吸,要养成什么样的习惯,呼吸紊乱时应该如何迅速恢复,这些都是相当重要的问题。

因此,我强烈推荐使用"膈肌呼吸法"(第104页)。

听了我的介绍,仿佛"膈肌呼吸法"非常厉害。简单地说,"膈肌呼吸法"就是:

吸气时胸部和腹部鼓起,呼气时胸部和腹部收缩。

膈肌呼吸就是这种普通呼吸。

膈肌呼吸通过充分利用膈肌进行呼吸,牵动相关呼吸肌,稳定躯干,改善血液循环,缓解不适。

如果养成了膈肌呼吸的习惯，就能减少用口和肺进行的粗浅呼吸、频繁呼吸。

就像我在"前言"中提到的亲身经历那样，你会切身感受到身体的变化：不会轻易感受到疲劳，身体也会变得更加结实。

这是我从自己、家人和患者的诸多实践中都得到了验证的呼吸法。

平静时最理想的呼吸方式是充分使用膈肌，用鼻进行自然且节奏缓慢、安静且有规律的呼吸。

关于"平静呼吸"的目标，初学者可将目标设定为努力达到旁人听不见呼吸的程度。如果实现了这一目标，则将下一个目标设定为自己也听不见呼吸的程度。

高阶者会达到连自己都感觉不到是否在呼吸的境界。以此为目标，开始按照第 4 章的内容进行练习吧。

通过膈肌呼吸实现最理想的平静呼吸吧

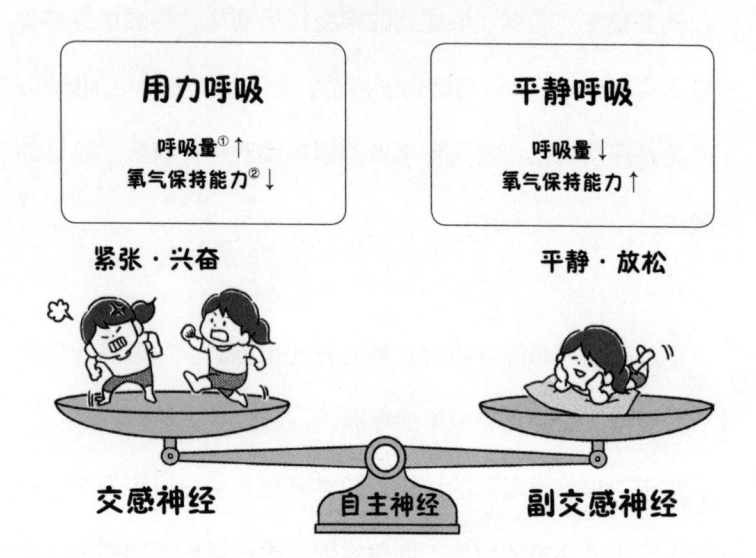

用力呼吸
呼吸量[1] ↑
氧气保持能力[2] ↓

紧张·兴奋

平静呼吸
呼吸量 ↓
氧气保持能力 ↑

平静·放松

交感神经　自主神经　副交感神经

---

[1] 呼吸频率+换气量。
[2] 可以轻松地屏住呼吸的时间（第 012 页的测试）。

知识拓展 小婴儿哭不累的原因

在第 2 章中，我们谈到了，小婴儿即使没有刻意调节，也会用鼻呼吸，实际上婴儿的呼吸还有另外一个特点——那就是使用膈肌进行呼吸。

婴儿的肋骨形状接近水平，胸廓不易扩张，肋间肌也不发达，因此呼吸必然依赖膈肌。

到了幼儿阶段，幼儿的肋骨开始像成人一样斜向发育，开始可以使用肋间肌进行呼吸。

婴儿的哭声总是能够响彻远方。有的孩子哭起来嗓门大得惊人，也有的孩子会一直大哭不止（这时确实有些让人担心）。

之所以能够做到这一点，是因为婴儿使用的膈肌呼吸具有"不会使喉咙肌肉紧张，可以稳定地持续呼气"的特点。

> 大概是出于生存本能，小婴儿必须想办法让照顾自己的人注意到自己的需求——饥饿或不舒服（困了、尿布湿了等），才自然而然地使用了这个长时间哭泣也不容易疲劳、声音也不枯竭的方法吧。

"膈肌呼吸法"带来的诸多好处

"膈肌呼吸法"带来的众多好处中，有一个是能够提高腹腔内的压力，保持身体的稳定性。

通过腹式呼吸进行吸气，膈肌下降时，胃和肝脏等内脏器官受到的腹腔压力会增加，同时盆底肌群将内脏向回推，在此会产生一个向外侧的压力（腹压）（见 084 页所示）。腹压在排便和分娩时起着重要的作用，通过呼吸维持适度的腹压还会有以下效果：

· 稳定躯干：姿势会变好

· 适度压迫肠道：改善便秘

· 适度压迫内脏：改善血液循环

通过保持适度的腹压可以稳定躯干，使盆底肌充分发挥作用

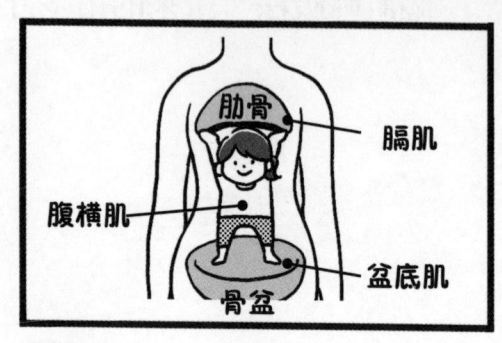

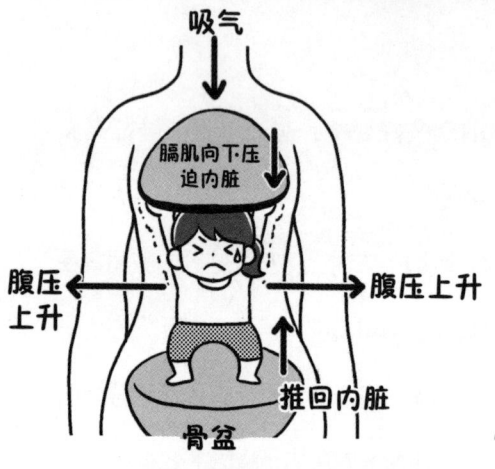

肋骨 — **膈肌**
腹横肌 — **盆底肌**
骨盆

吸气

膈肌向下压迫内脏

腹压上升 ← → 腹压上升

推回内脏

骨盆

如果腹压上升，则整个腹部会360度环形膨胀

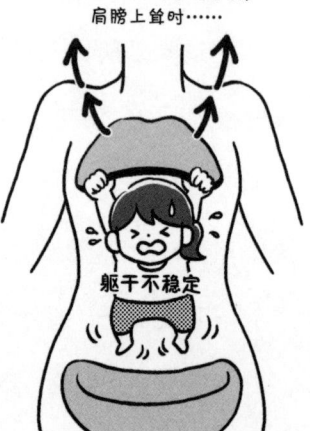

因紧张状态或胸式呼吸，肩膀上耸时……

躯干不稳定

无法牵动盆底肌运动，血流减慢

如果过度吸气，使膈肌一直处于下降状态的话，压力泄漏使躯干稳定性不佳就没有意义了。

盆底肌是像吊网一样支撑着女性的子宫、阴道、膀胱、尿道、直肠等内脏器官的肌肉。

如果处于紧张状态和胸式呼吸阻碍了膈肌向下移动，腹压就不能上升，无法牵动盆底肌活动，有时就会导致血流变缓，从而使女性出现漏尿、月经不调等症状。

盆底肌的力量会随着分娩和年龄的增长而下降，驼背久坐会使这些肌肉变硬，因此推荐大家在早晨和睡觉前做一做第088页介绍的伸展运动。

> **知识拓展** 盆底肌与呼吸的"意外"关系
>
> 　　也许有人会觉得不可思议,盆底肌明明是封闭骨盆底的肌肉群,为什么还会与呼吸有关系呢?
>
> 　　最近15年来科学家才发现,盆底肌与呼吸运动有关。不过,这一观点尚未普及。
>
> 　　盆底肌有收紧尿道和肛门的作用,随着年龄增长或缺乏运动,肌肉变硬或力量变弱后,人们就会出现漏尿。
>
> 　　此处女性的尿道较短,再加上生育等原因,这种风险也会增加,所以无论哪个年龄段的人,都应该预防和锻炼。可是有很多人肯定不在意,认为"自己还没到这个年纪……"
>
> 　　接下来请看一下第088页的插图。插图中绘制的是锻炼盆底肌的伸展运动,是不是觉得这些姿势仿

第 3 章 惊人的效果！万能的呼吸法——"膈肌呼吸法"

佛在哪里见到过呢？

没错，图中所示的就是瑜伽的"猫式"动作和经典的提臀动作"桥式运动"。

在做盆底肌伸展运动时，只需要关注呼吸和收缩、放松肛门的时机即可。也就是说，通过该练习，不仅能够放松背部、肩膀和腰部的肌肉，还能提臀、锻炼盆底肌，可以说这是一项经济实惠的运动。

请大家一定要尝试着每天早、晚各做一次伸展运动。

90% 的不舒服，呼吸就能解决

10秒 × 10组

膝盖并拢

膝盖弯曲与地面呈 90 度

脚掌打开

与肩同宽

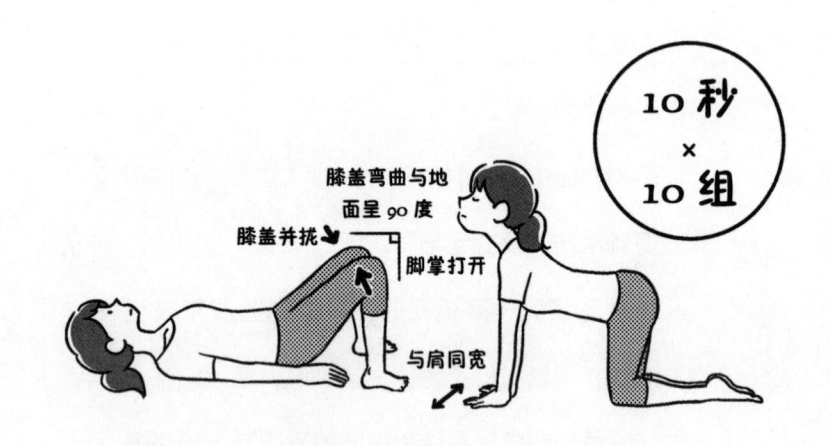

一边呼气，一边收缩肛门

（猫式能够自然收缩）

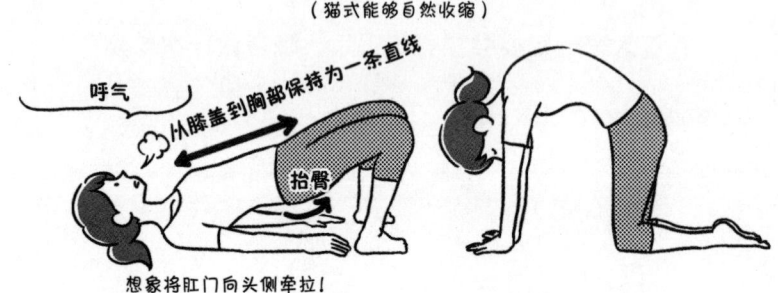

呼气

从膝盖到胸部保持为一条直线

抬臀

想象将肛门向头侧牵拉！

一边吸气，一边放松肛门

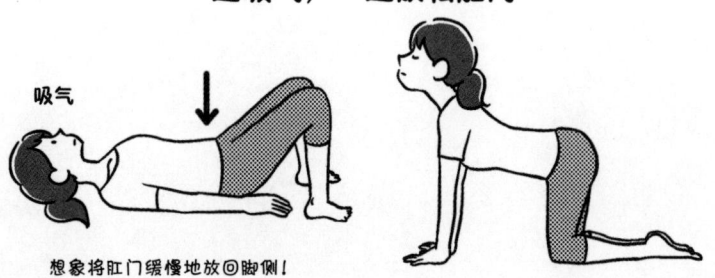

吸气

想象将肛门缓慢地放回脚侧！

锻炼呼吸肌还能"瘦身"!

我在上一节中提到过,如果能够充分运用膈肌的话,躯干就会很稳定。

这不仅仅是因为使用膈肌呼吸能够增加腹压,还因为所有的呼吸肌也是能够保持身体姿势的肌肉,这些肌肉在辅助膈肌呼吸时也能得到锻炼。

特别是维持腹压的核心肌群中的腹横肌和支撑脊椎的竖脊肌,是维持姿势的抗重力肌(为了对抗地球重力、保持姿势而发挥作用的肌肉)。

呼气时,腹横肌帮助推高膈肌,收缩胸腔,增加腹压。吸气时，竖脊肌收缩，扩张胸廓，促进吸气。

能够充分发挥这些肌肉作用的人，平常也会保持良好的姿势，呼吸也会很顺畅。

膈肌、腹横肌、多裂肌、盆底肌是在身体内侧的肌肉。

呼吸运动是锻炼这些肌肉的捷径。腹横肌像腹带一样包裹着腹部，这一部位只有通过呼吸才能被刺激到。

可以说这些肌肉是我们与生俱来的修形塑身衣，所以说我们完全没有必要再另花数千元去购买。

如果每次呼吸时，都能运用这些肌肉并且代谢能量的话，松弛的肌肉就会变得结实，那样就离恢复纤细腰身的日子不远了。

第 3 章 惊人的效果！万能的呼吸法——"膈肌呼吸法"

通过呼吸能够锻炼的肌肉

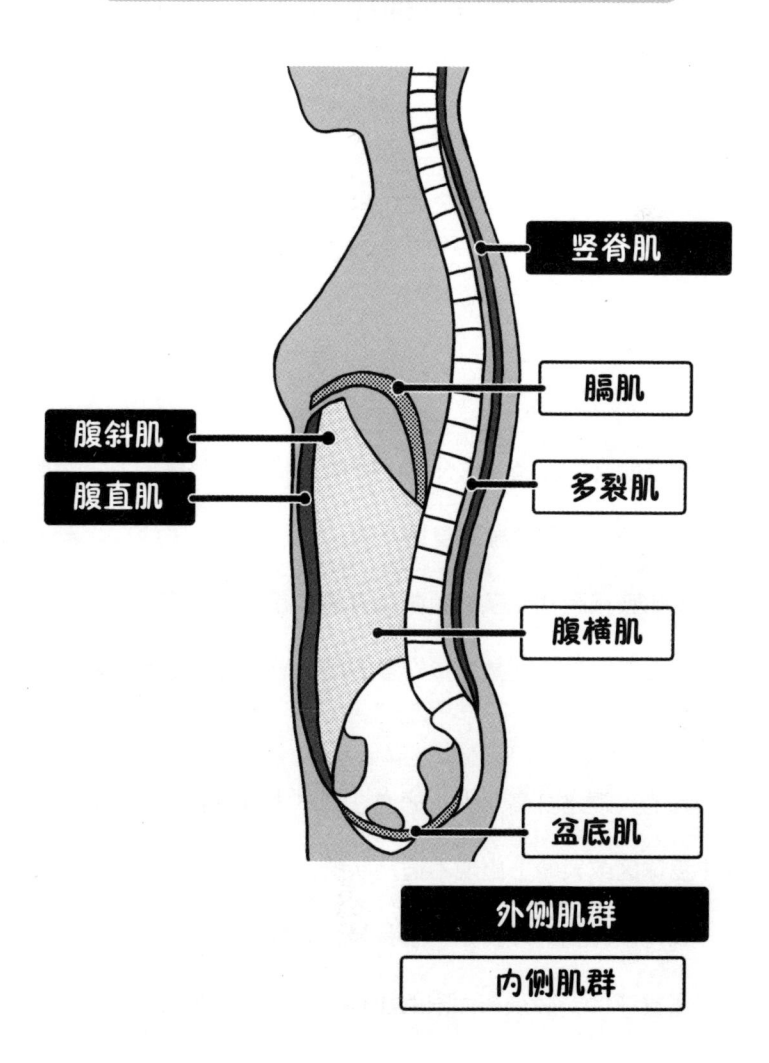

- 竖脊肌
- 膈肌
- 多裂肌
- 腹横肌
- 盆底肌
- 腹斜肌
- 腹直肌

外侧肌群
内侧肌群

能控制自主神经的只有"呼吸"

我在前文中已经多次介绍，呼吸的状态和呼吸的方式会影响自主神经，可能会导致身体不适。

浅呼吸和胸式呼吸能刺激负责紧张和兴奋的交感神经，深呼吸和腹式呼吸能刺激负责安静的副交感神经。这是毋庸置疑的事实。

我的兴趣是打高尔夫，据说在高尔夫球场猝死的人几乎都是在发球区或果岭上出现不适症状的。

我可以想到的理由是，那是最让人紧张的地方。

在发球区，必须在大家的注视下打球，"想打出好球"的愿望会使人过度紧张，于是就会"屏住呼吸"。

屏住呼吸是一种习惯说法，实际上真的有人会因为短暂停止呼吸导致轻度昏迷。即使有呼吸，也会因为交感神经处于主导地位而出现过度呼吸，稍有不慎就可能陷入危险状态。

其实并没有人在期待我可以打出好球。在那种紧张的状态下，如果我能回过神来对自己说"对了，呼吸！"然后慢慢地用鼻子呼气，轻轻吸一口气再击球，就能打出非常漂亮的击球。

同样，优秀的拳击手会放松肩膀的力量，一边"呼、呼"地呼气，一边打拳，这样就能决定胜负。实际上在询问拳击手时，拳击手说他们确实是边呼气边打拳的，如果屏住呼吸，打出的拳就会没有力量。

能控制自主神经的只有"呼吸"。既然如此，为何不更加有效地利用它呢？

1. 甚至能调节激素分泌的呼吸法

深且缓慢的呼吸不仅会使副交感神经占主导地位，还会促进内啡肽和血清素等脑内激素的分泌。这两者皆被称为幸福激素，但内啡肽更接近"快乐"，血清素更接近"治愈"。

大脑在感到紧张和压力时会分泌血清素，防止多巴胺和去甲肾上腺素等增加攻击性的激素失控，调整自主神经的平衡，引导我们的精神状态更加稳定。

就像刚才提到的高尔夫球场的例子一样，人在过度紧张的状态下会出冷汗、手发抖、大脑一片空白。那个时候由于交感神经的作用，多巴胺也处于失控状态。

在 2021 年的东京奥运会上观察选手们的状态时，我发现运动员们在比赛前经常会轻轻呼气。

虽然竞技项目不同，但是在比赛前选手们通常都采用了呼吸法，以使自己从过度紧张的状态恢复到适度紧张的状态。

有人认为，沐浴阳光 30 分钟左右，或是进行有节奏的身体运动，都能够增加血清素的分泌量。

从节奏性这一角度出发，用餐时充分咀嚼食物，以及保持规律的呼吸，也能起到促进血清素分泌的作用。

另外，如果身体分泌较多的血清素，还可以期待出现以下效果。

☐ 神清气爽地起床

☐ 改善低血压

☐ 改善低体温

☐ 提高睡眠质量

☐ 不再焦虑

☐ 不再因为一点小事而沮丧

☐ 食欲恢复正常

☐ 对疼痛更有抵抗力

☐ 变年轻

后文要介绍的练习运动中的"抱球姿势"（第 127 页）也是可以促进血清素分泌的姿势。当你感到身心疲惫的时候，请一定要尝试一下。

2. 认真小心地深呼吸

我在前文中曾提到过"深呼吸",它不仅是在呼吸时换气量大而已,还要使氧气能够到达肺深处的肺泡,也就是能够将氧气运送至身体的各个角落,这才能称之为深呼吸。

如果用"深"字形容深呼吸中的行为让人难以理解的话,或许可以换种说法,称之为"认真小心地呼吸"。

如果误以为"深"就是指"呼吸量多"的话,就会把呼吸变成将肺活量用到极限的"大呼吸量"。从自主神经的角度来看,这种呼吸方法会使交感神经兴奋。

放松肩膀力量,一边感受着腹部的起伏动作,一边进行最基本的呼吸,也就是用鼻子慢慢地呼气、吸气,仅此就能够进行充分的深呼吸了。

第 3 章 惊人的效果！万能的呼吸法——"膈肌呼吸法"

知识拓展 "歇口气，活下去"

各种各样的患者前来我的诊室就诊。

既有严重肺部疾病的患者，也有肺部没有异常，却总觉得"无法顺畅呼吸"的人。

有一天，有位青年预约了我的门诊。

那位青年长年待在家里，他愁容满面地说："无论怎样，我都没有办法顺畅呼吸，是身体哪里出现了问题吗？"

我为青年做了全面检查，并没有发现异常。

而且，他还骑了几十分钟的自行车来到诊室，这让我初步判断他不太可能患有呼吸系统的疾病（后来我才知道，他好像有恐惧症，坐不了电车），作为医生，我非常想帮助这位青年，减轻他的症状。于是带着这样的使命感，我与青年一起做了第 114 页介绍的基本（初学者课程）的膈肌呼吸。

练习过程中，我们有如下对话。

青年："嘶（吸气），呼（呼气数秒钟）。"

我："最后再用力呼口气，呼！"

青年："呼！""嘶（吸气）。"

我："你做到了呢！"

青年："是的，我做到了！"

随后，我们顺便用脉搏血氧仪测量了当时的血氧饱和度，他是 98%，我是 96%……这下他彻底放心了，高高兴兴地骑着自行车回家去了。

我没有为他进行任何治疗，也没有给他开任何药物。

我只是教会了那位青年原本以为自己做不到的"呼吸方法"。现在回想起来，成功帮助他后，我也如释重负。

日语里有句名言叫"活着就是呼吸",我认为"歇口气"同样与好好生活息息相关。

大家是不是活得太过努力了呢?

如果你感觉疲惫,不妨歇一歇,学习这种能够使自己放松的"呼吸方法"吧。

第 **4** 章

实践！
现在马上就开始尝试吧
——调节自主神经的
"呼吸肌锻炼"

> 即使下决心时慢，
> 行动也要快。
>
> 约翰·德莱顿
> 诗人、编剧

"只需这样做"就能带来惊人的效果！

现在终于进入到实践呼吸法的章节！

我们每天的呼吸次数在两万次以上，多则接近三万次。

如果采用正确的呼吸方法进行全部的呼吸，会有什么样的变化呢？

我接下来要介绍的呼吸方法和锻炼身体的方法，都是我的患者及周围的人，特别是我自己切身感受到了效果的练习方法。

在我的患者中，见效较快的患者大约需要两周时间，大多数患者在一个月后就会高兴地笑着向我反馈："我竟然连这样

第 4 章 实践！现在马上就开始尝试吧 —— 调节自主神经的"呼吸肌锻炼"

的事情都能做到了！"

我精心挑选了"能够融入日常生活之中，在无意识的情况下就能做到的呼吸方法"，以及"容易养成日常习惯的伸展运动"来进行介绍。

能够正确做到的话，效果就会显现出来。

首先，从自己认为"这个我在日常生活中可以做到"的运动开始做起吧。

准备篇
关键的"膈肌"准备好了吗？

在开始练习之前，请确认你的膈肌已经做好准备了。

第一次进行确认时，如果动作不是很顺利的话，不要着急，多做几次，直到找到感觉为止（需要注意不要反复多次用力呼吸）。

掌握了诀窍之后，接下来再做练习时可以省略这一步骤，但是呼吸却总是容易紊乱。偶尔回到原点，从这个确认动作开始做起吧。

如果能做到正确地呼吸，吸气时胸部和腹部就会鼓起，呼气时两者同时收缩。

第 4 章 实践！现在马上就开始尝试吧 —— 调节自主神经的"呼吸肌锻炼"

首先从确认这件事开始。

我们需要确认在呼吸时胸部和腹部动作是否一致，例如，是否存在吸气时胸部鼓起而腹部收缩，或者胸部完全不动而只有腹部鼓起等现象。

这是因为没能使用膈肌进行呼吸而引起的，所以要重新调整后再开始练习。

[确认腹部的动作]

①屈膝仰卧；

②双手贴在腹部两侧，缓慢地用鼻子呼吸；

③如果吸气时腹部向左右鼓起，呼气时再回到原位就没有问题；

④如果双手确实感到腹部鼓起，则准备完毕。

吸气时腹部向左右鼓起

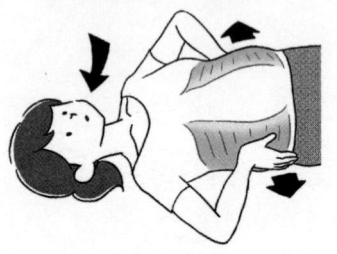

呼气时腹部回到原位

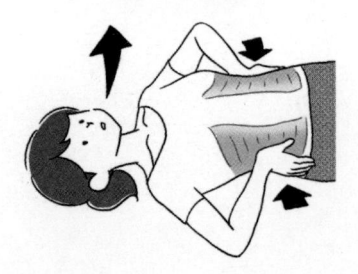

第 4 章 实践！现在马上就开始尝试吧 —— 调节自主神经的"呼吸肌锻炼"

[确认胸部的动作]

①屈膝仰卧；

②双手放在胸前，缓慢地用鼻子呼吸；

③如果呼吸时，胸部向斜上方（脸部方向）鼓起就没有问题。

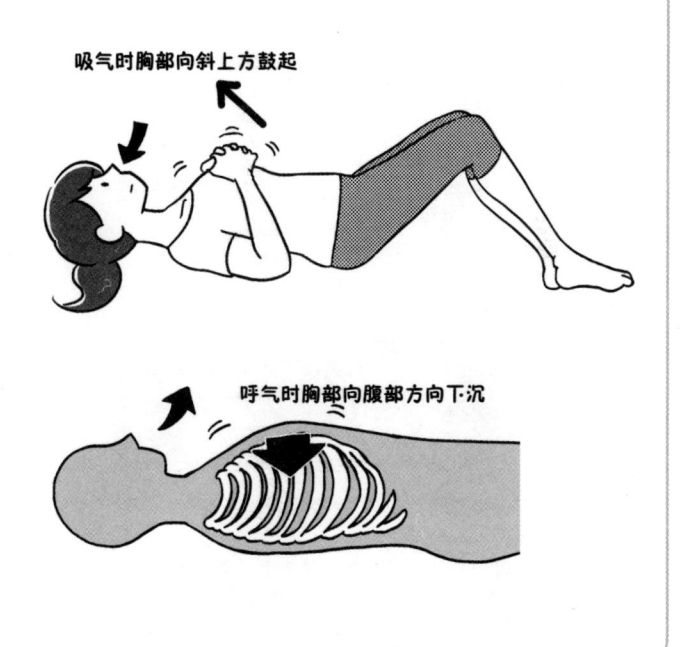

吸气时胸部向斜上方鼓起

呼气时胸部向腹部方向下沉

[确认胸部和腹部的动作]

①屈膝仰卧；

②一只手放在胸前，另一只手放在腹部，缓慢地用鼻子呼吸；

③呼吸时，胸部和腹部同时鼓起或收缩就没有问题。

吸气时胸部和腹部同时鼓起

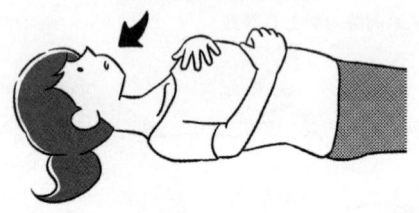

呼气时胸部和腹部同时收缩

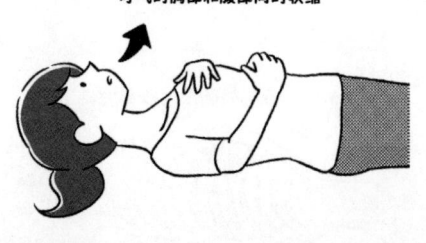

注：胸部和腹部的动作不一致的情况下，请试着像下面这样呼吸。

・双手分别贴在胸部和腹部，缓慢地用鼻子或嘴呼气，一直呼气到彻底呼干净。

・缓慢地从鼻子吸气，有意识地使胸部和腹部同时鼓起。

第 4 章 实践！现在马上就开始尝试吧 —— 调节自主神经的"呼吸肌锻炼"

"做不好……""好久没这样做"的情况

进行了以上三项确认动作后，还是没有办法掌握膈肌呼吸诀窍的人，或是间断时间较长希望重新开始"膈肌呼吸法"的人，请重复进行接下来要介绍的第 110 页的训练，直到找到感觉为止。

90% 的不舒服，呼吸就能解决

[使用饮料瓶的"膈肌呼吸模拟训练"]

①屈膝仰卧，在肚脐附近放一瓶装满水的 500 毫升饮料瓶；

②将注意力集中在放在腹部的饮料瓶的重量上面，鼓起肚子的同时用鼻子吸气；

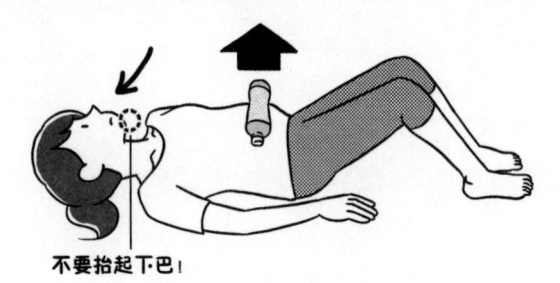

不要抬起下巴！

③吸气到极限之后，一边使肚子瘪下去，一边用嘴缓缓地呼出长长的一口气。

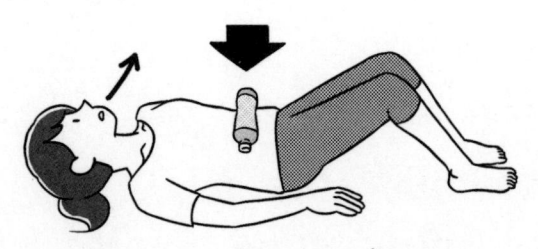

第4章 实践！现在马上就开始尝试吧 —— 调节自主神经的"呼吸肌锻炼"

呼吸法
掌握"膈肌呼吸法"吧！

在做好准备之后，终于要开始"膈肌呼吸法"练习了。

此处介绍的呼吸法都建立在"首先，进行呼气"上。

有意识地吸气时，交感神经处于优势地位，身体就会紧张，会对之后呼气时起作用的副交感神经产生干扰，如果我们一开始就把肺内残留的空气排干净，就能从自然进入体内的空气中获得充足的氧气。

最初尝试呼气到彻底干净时，有可能会出现呛咳。这时放松身体再进行尝试吧。

另外，每次测量秒数很麻烦，也很难坚持，因此在最初一边用秒表测量一边在心里默默数数，接下来只要按照那个数值来进行就可以了。

首先要端正姿势

这个姿势是指练习呼吸法的基本姿势。

现代人因为工作等原因久坐，很容易出现臀部向前偏移、姿势前倾、驼背、跷二郎腿等不正确的姿势。

如果习惯了前倾的不良姿势，胸廓就会变狭窄，两大呼吸肌的肋间肌也会变得僵硬。以前倾姿势进行的呼吸，比正确姿势进行呼吸的作用降低20%，对工作效率也会产生影响。

长时间保持坐姿时，可以像第113页的插图那样把手贴在胸部和腹部，时不时地确认一下身体的轴心有没有弯曲，位置有没有极端错位。

①一只手贴在胸部，另一只手贴在腹部，如果两只手在同一条垂直线上，那就是正确的姿势；

第 4 章 实践！现在马上就开始尝试吧 —— 调节自主神经的"呼吸肌锻炼"

②前倾、躬背的姿势，或者靠在椅子上坐得很浅的姿势是不对的，发现后请立刻纠正吧！

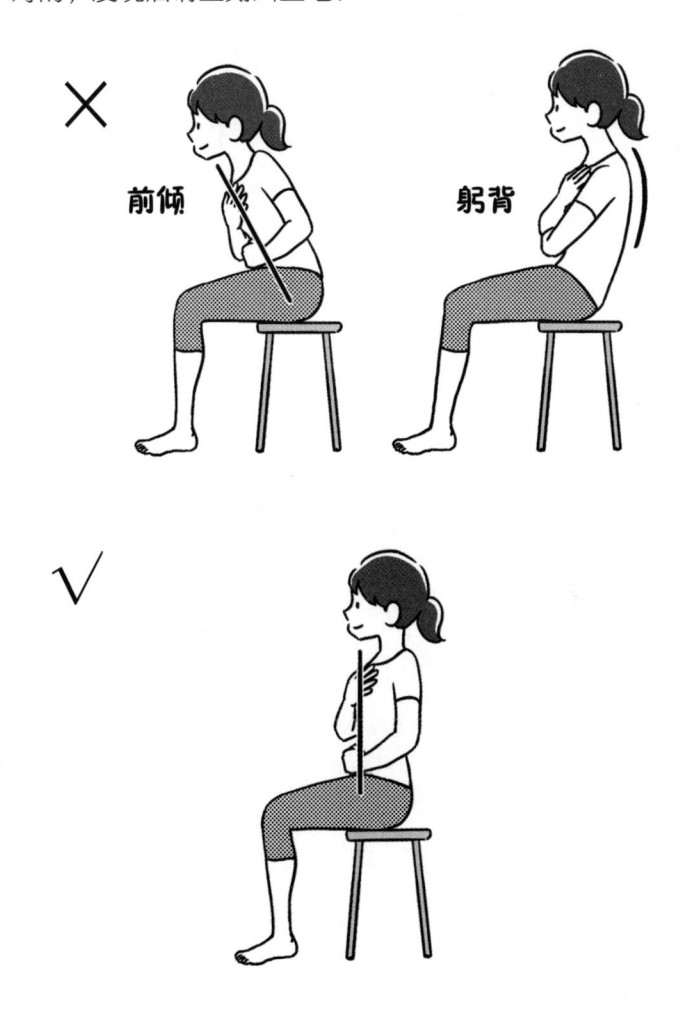

× 前倾　躬背

✓

113

使肺内残存的空气焕然一新的"排气呼吸"——用口呼气，用鼻吸气，膈肌呼吸的初学者课程

该呼吸法的嘴型与吹长笛、横笛等乐器时相同，把嘴微微张开，所以我也称之为"横笛呼吸"。做出这个嘴型比较容易呼气。

即使平常都是通过鼻子进行安静的呼吸，偶尔也会因为说了很多话或紧张而进行胸式呼吸。我想平常还存在因为工作或乘坐交通工具而长时间无法活动身体的情况，这时请回想起这种呼吸法并试着做一下吧。

很多呼吸法都采用"用口呼气，用鼻吸气"的呼吸方式，这种呼吸法能够刺激膈肌，使副交感神经占据主导地位，因此

第 4 章 实践！现在马上就开始尝试吧 —— 调节自主神经的"呼吸肌锻炼"

也有平复心情的效果。当你感到不安或紧张时，或者在睡觉前都可以做一做。这种呼吸法不仅能够使肺内残存的空气焕然一新，使呼吸变得更加顺畅，同时还能镇定神经，使心情平静下来。

另外，这种呼吸法也适用于支气管哮喘患者，以及经常咳嗽的人群。

[排气呼吸]

场景：每天
姿势：坐姿（椅子、地板）

①放松肩膀，保持正确的姿势；

②嘴角稍微向两边打开，稍微张开嘴唇，缓慢地呼气（10～15秒）；

③呼气干净后接着"呼"的一声用力吐口气；

用嘴呼气

缓慢地呼气（10～15秒），最后再一次用力呼干净

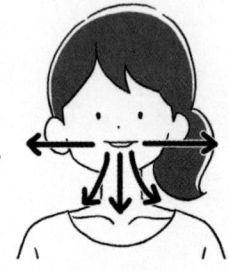

嘴唇微微张开，不要将嘴突出来

④缓慢地用鼻子吸入空气（5～6秒）。

用鼻子吸气

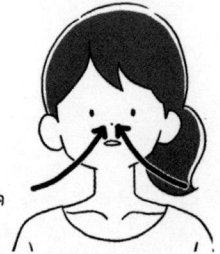

空气自然地从鼻子进入体内

注：将①～④的动作重复4～5组。

锻炼呼吸功能的"加压呼吸"
—— 用鼻呼气,用鼻吸气,
膈肌呼吸的进阶者课程

习惯了这个练习动作,过度呼吸的情况能够得到改善,也就能掌握将氧气运送到身体各个角落的呼吸方法。

如果每 10 ~ 15 分钟就能做一次"加压呼吸"是最为理想的,但在刚开始不要强求自己。可以在等信号灯、复印文件、泡澡、休息、准备餐点等时间,结合自身情况进行呼吸法练习。

我在等信号灯的时候,总是用这一呼吸法进行呼吸。

走路的时候和坐车的时候也是如此。因此,即使开车时前面的车有些磨磨蹭蹭,我也会在心里说:谢谢你给了我更多调整呼吸的时间！

从愤怒情绪管理法可知，在心头涌现怒火时，忍耐 6 秒，这样就可以避免通过谩骂或暴力伤害对方。

当你和别人吵架、生气的时候也请记住这个呼吸法，一边数到 6，一边"哼——哼——"地用鼻子呼气吧，这样做真的会使愤怒的程度下降。我已经亲身验证过了，所以我敢保证效果。

无论是"排气呼吸"还是"加压呼吸"，只要是能充分活动膈肌的呼吸，都会消耗能量——也就是具有减肥效果。

特别是呼气、呼气、呼干净、最后再用力呼了一口气，接下来腹部再用力忍耐几秒钟。用腹横肌收紧腹直肌，效果比不得要领的腹肌训练动作更佳。

我敢保证用此法呼吸，腰围在几个月内能减少 3 厘米。

第 4 章 实践！现在马上就开始尝试吧 —— 调节自主神经的"呼吸肌锻炼"

[加压呼吸]

场景：每天想起时·运动前
姿势：仰卧、坐姿（椅子）、站姿

①把手贴在腹部，自然呼吸，然后闭上嘴，一边有意识地收缩腹部，一边用鼻子缓慢地呼气（5～7秒）；

②呼干净后再"哼"地用力呼一口气；

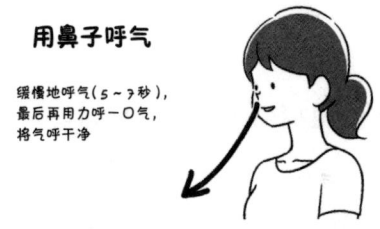

用鼻子呼气

缓慢地呼气（5～7秒），
最后再用力呼一口气，
将气呼干净

③用鼻子缓慢吸进空气（5～6秒）。

（在多数情况下，与其说是"吸气"，不如说是空气自然地进入体内。）

用鼻子吸气

空气自然地从鼻子进入
身体（5～6秒）

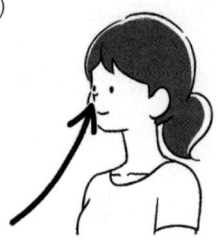

注：将①～③的动作重复4～5组。

正确的深呼吸

在本书剩下的篇幅中,我想再复习一次正确的深呼吸方法。

重要的事说三遍,呼吸就如其字面表述一样,"呼,也就是呼气"在先,吸气在后。不论是排气呼吸还是加压呼吸,最基本的要领都是呼气要呼得干净。

第一次(指最开始呼气)突然要你呼气是很困难的,因此为了更好地把握呼气的时机,或者说是为了更有气势地呼气,我建议先轻轻吸一口气再呼气比较好。

第 4 章 实践！现在马上就开始尝试吧 —— 调节自主神经的"呼吸肌锻炼"

有两个要点需要注意：第一，呼气干净后要再呼一口气；第二，感受到腹肌用力后坚持几秒钟。

需要强调的是，完全不需要有意识地吸气。如果充分呼气的话，即使你不想吸气，空气也会自然地进入到肺部。这就是你的深呼吸。

即使你主动吸入超过了自然流入肺部的空气量，那也只是无法完全呼干净的空气，因此并没有意义。

没有必要选在特定的时间进行这种深呼吸。

总之，请在信号灯下、公交车上、收银台前等场所，在稍微"需要等待一下"的时间，尝试做四五组。

顺便说一下，有一天我在"需要等待一下"的时间，数了一下我做的深呼吸的次数，竟然超过了 130 次。

90% 的不舒服，呼吸就能解决

[**深呼吸**]

场景："需要等待一下"的时间
姿势：站姿

①快速吸气 1~2 秒；

②如果用口则呼气 10 秒钟，用鼻则呼气 5 秒钟；

③如果用口则"呼"的一声再呼一口气，如果用鼻则"哼"的一声再呼一口气，然后收紧腹部坚持几秒钟。

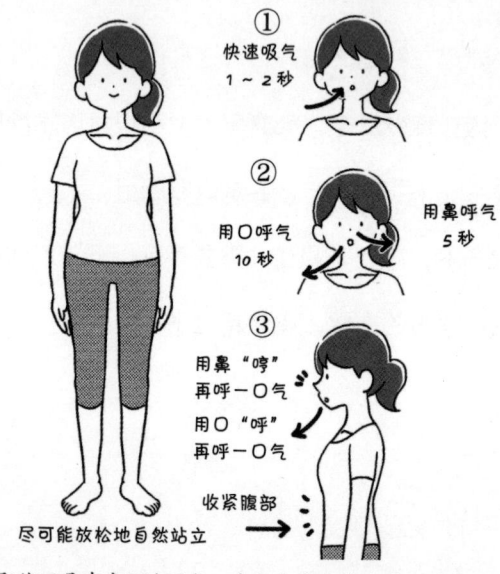

①
快速吸气
1～2 秒

②
用口呼气
10 秒

用鼻呼气
5 秒

③
用鼻"哼"
再呼一口气

用口"呼"
再呼一口气

收紧腹部

尽可能放松地自然站立

注：即使不是有意识地吸气，空气也会自然地进入肺部。

知识拓展 右侧运动，左侧稳定

人体的外表和骨骼看起来几乎是左右对称的，但内脏的位置及状态却是不对称的。

肺位于上半身的正中央，以气管为中心分为左右两侧，实际上左右两侧还各有小房间（称作肺叶），右肺为三叶，左肺为两叶。这是因为肺的位置稍微偏左。

据说右侧的膈肌功能更强。因为在右侧膈肌的正下方有大片的肝脏呈向上顶的形状，这让膈肌容易保持圆顶状。

膈肌的运动会影响髂腰肌等维持躯干稳定的肌肉，因此我们的重心容易放在左侧，右侧则更容易自由活动。

这样想的话，伴随着转弯或回旋的运动，例如棒球、田径比赛、花样滑冰、自行车竞赛、赛艇、赛马都是向左侧旋转的（把轴心放在左侧，移动右侧），其原因就可以理解了。

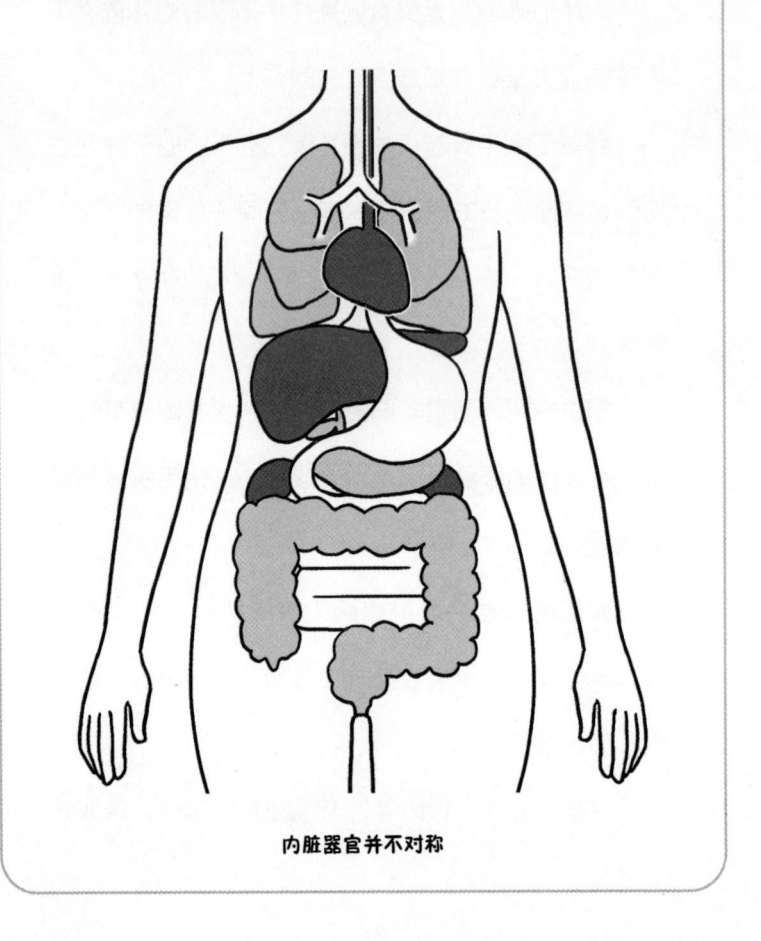

内脏器官并不对称

第 4 章 实践！现在马上就开始尝试吧 —— 调节自主神经的"呼吸肌锻炼"

呼吸肌基础伸展运动 ——"抱球姿势"

该运动可以促进膈肌的运动，改善肩胛骨及周围的竖脊肌、斜方肌等辅助呼吸肌的运动。

肩胛骨通常向内侧下方移动，以免在吸气时妨碍胸腔扩张或收缩；如果长时间保持坐在椅子上的姿势，肩胛骨会变狭窄、僵硬，就无法顺利做出这个动作。

该伸展运动还能促进分泌有镇静作用的血清素，因此还有使人放松的效果。

①双脚打开自然站立，缓慢呼气的同时屈膝弓背，将重心向下压；

②摆出类似用双臂抱着一个大球（瑜伽球大小）的姿势；

③保持这个姿势，将手臂向前伸展，用口呼气（10秒），尽可能地将肺部空气排干净；

④用鼻子缓慢吸气，回到最初（①）的姿势；

⑤一边用口呼气（10秒）一边将上半身扭转到一侧，然后一边用鼻子缓慢吸气一边将身体回到①的姿势。

⑥使用同样的呼吸方法，相反侧也做同样动作。

第 4 章 实践！现在马上就开始尝试吧 —— 调节自主神经的"呼吸肌锻炼"

①呼气的同时重心下压

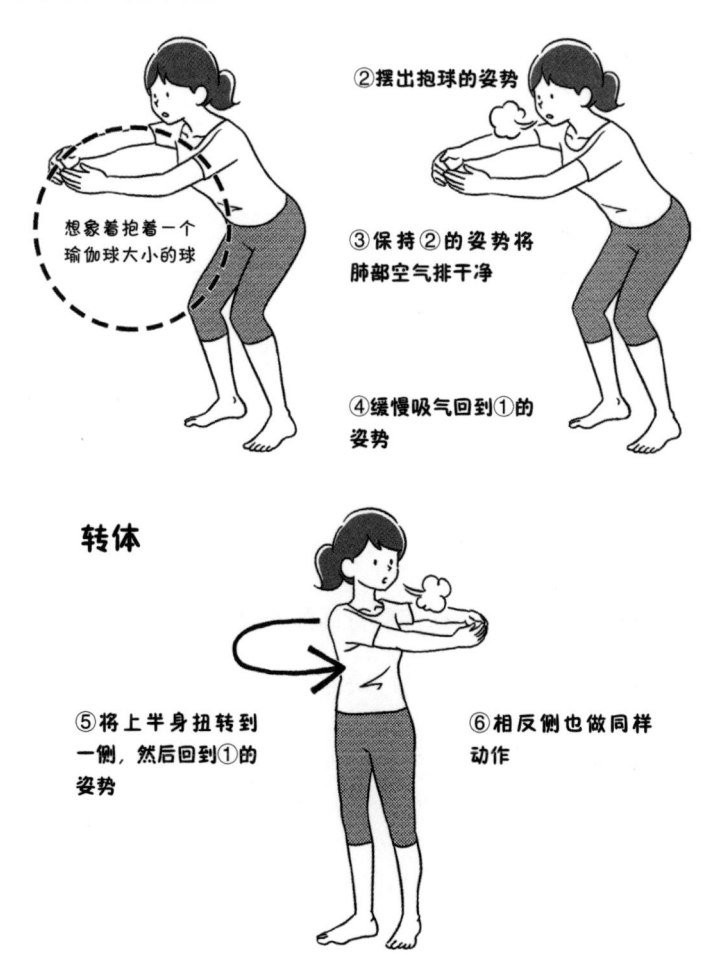

想象着抱着一个瑜伽球大小的球

②摆出抱球的姿势

③保持②的姿势将肺部空气排干净

④缓慢吸气回到①的姿势

转体

⑤将上半身扭转到一侧，然后回到①的姿势

⑥相反侧也做同样动作

127

目标是胸廓的"锁骨周围肌肉伸展运动"

这项运动即使不躺着也可以做,也不占地方,因此可以方便地在日常生活中进行。

这项运动通过放松肩胛骨周围的肌肉,扩大运动范围,使胸廓容易向左右扩展,让呼吸变得更轻松。同时,还能够有效地消除驼背,解决肩酸头痛的问题。

我有时也会做与这项运动类似的更有活力的"前健体操"(大联盟投手前田健太发明的肩部伸展运动),但是最好选择在适当的运动场所来做"前健体操",要不然容易吓到别人。

第 4 章 实践！现在马上就开始尝试吧 —— 调节自主神经的"呼吸肌锻炼"

①双手放在锁骨上，手臂放松；

②以贴在锁骨上的手为支点，将双肘向两侧抬起，朝外侧大幅度旋转 1 ~ 2 圈。

①将双手贴在锁骨上　　②将双肘向外侧旋转

向外侧大幅度旋转 1 ~ 2 圈，
反方向也同样旋转 1 ~ 2 圈

注：反向旋转（从外侧到内侧）也做相同的动作。

早晨起床前就能立刻做的"懒人胸廓伸展运动"

这是早晨醒来后起床前立刻就能做的伸展运动，不必想着"我必须做伸展运动才行"而特意拿出瑜伽垫来。如果前一晚能将浴巾卷起来，提前放在身边就更加方便了。

这项运动能够扩张胸廓，还能拉伸肩膀周围的肌肉，对缓解肩膀酸痛效果显著。这是在瘦腰减肥运动项目中绝对会出现的伸展运动，因此瘦身效果也令人期待。

①侧卧，将双臂伸直，双手合在一起；
②将上面的手打开呈 180 度，同时脸要和手一起移动，腰

第 4 章 实践！现在马上就开始尝试吧 —— 调节自主神经的"呼吸肌锻炼"

尽量不要抬起来；

（有腰痛症状的人请根据自身情况进行练习。）

③重复 10 次①②的动作后，换另一侧做相同的动作。

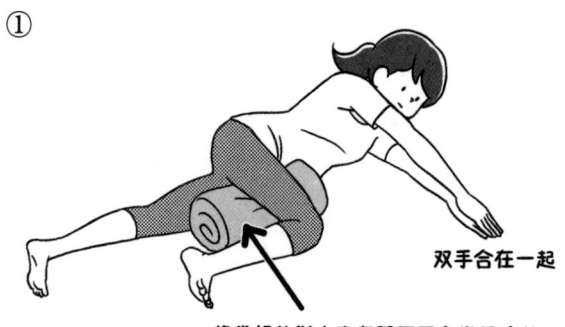

①

双手合在一起

将卷好的浴巾夹在腿下不会觉得痛苦

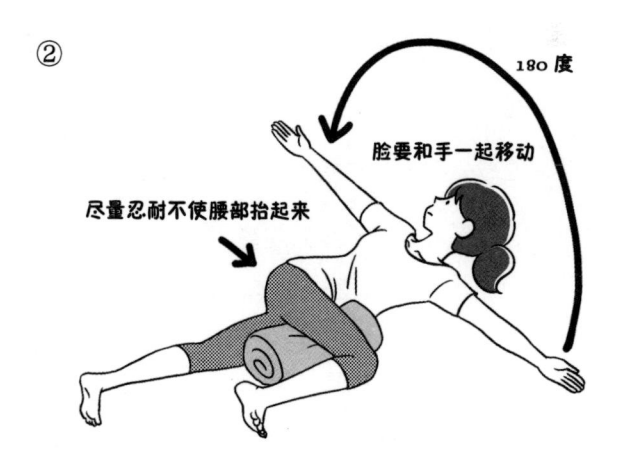

②

180 度

脸要和手一起移动

尽量忍耐不使腰部抬起来

知识拓展 聆听自己呼吸声的效果

如果你的呼吸有异常的话,呼吸的声音会大到连周围的人也能听得到。

但是,能够熟练地使用鼻子进行膈肌呼吸,进而做到平静呼吸后,一开始能够达到只有身边的人才能听到你的呼吸,然后达到只有自己才能听到,接着达到自己也听不到,最后能够达到连自己都感觉不到自己是否在呼吸的境界。

虽然达到这个境界可能有一定的难度,但是你不断钻研平静呼吸的话,就可能实现。

结束语

"希望大家通过日常进行呼吸肌锻炼,即便在特殊情况下,也无须依赖吸氧"——这便是我出版本书的初衷。

如今,我们的生活习惯发生了很大的变化。即使是平时身体健康的人,出现身体不适也是在所难免的。在这样的生活背景下,保护自己身心的最好方法就是调整自主神经!

在充满压力的社会环境中,调整自主神经的重要性已受到关注,如食用温暖身体的饮食、改善环境等方法也备受关注。

其中最简单、最容易见效的就是本书中介绍的"正确呼吸法"。

正如本书提到的那样，当你不能靠自己的意志来控制自主神经时，呼吸就是调节它的有效途径。

膈肌作为"正确呼吸"的核心，虽然与很多内脏相邻，却是少有的能靠自己的意志支配的肌肉。膈肌上聚集了很多自主神经也是其重要特征。

通过膈肌呼吸刺激自主神经，激活副交感神经，从而让身心得到放松。

在此，我要向从策划阶段开始就经常给予精准建议的 ASA 出版社编辑部的小川彩子小姐、在执笔过程中起到引领作用的作家金原圣子小姐、全心全意提供帮助的山王医院宣传负责人山本悦小姐，以及百忙之中替我撰写推荐文章的女演员中村杏小姐，致以诚挚的谢意。

没有不会破晓的夜晚。

让我们借助正确呼吸，做好准备，迎接崭新生活吧。

"吸气 1 秒钟，缓慢呼气 10 秒钟，呼的一声再用力呼出一口气！"

结束语

此刻，我仿佛能看到你如释重负的神情。

[日]奥仲哲弥

医学博士

山王医院副院长、呼吸医学中心主任

国际医疗福祉大学医学院呼吸外科教授

图书在版编目（CIP）数据

90%的不舒服，呼吸就能解决 /（日）奥仲哲弥著；沈妍译 . -- 北京：国文出版社，2025. -- ISBN 978-7-5125-2002-8

Ⅰ . R161.1

中国国家版本馆 CIP 数据核字第 2025SG0573 号

著作权合同登记号 图进字：01-2025-2895

FUCHO NO 9WARI HA "KOKYU" TO "SHISEI" DE YOKUNARU! by Tetsuya Okunaka
Illustrations in the main text by Seiko Akama
Copyright © Tetsuya Okunaka, 2022
All rights reserved.
Original Japanese edition published by ASA Publishing Co., Ltd.
Simplified Chinese translation copyright © 2025 by Jiangsu Kuwei Culture Development Co., Ltd.
This Simplified Chinese edition published by arrangement with ASA Publishing Co., Ltd., Tokyo, through BARDON CHINESE CREATIVE AGENCY LIMITED

90%的不舒服，呼吸就能解决

作　　者	[日]奥仲哲弥
译　　者	沈　妍
责任编辑	戴　婕
出版发行	国文出版社
经　　销	全国新华书店
印　　刷	天津旭丰源印刷有限公司
开　　本	880 毫米 ×1230 毫米　32 开
	4.875 印张　　　　　100 千字
版　　次	2025 年 8 月第 1 版
	2025 年 8 月第 1 次印刷
书　　号	ISBN 978-7-5125-2002-8
定　　价	45.00 元

国文出版社
北京市朝阳区东土城路乙 9 号　邮编：100013
总编室：（010）64270995　传真：（010）64270995
销售热线：（010）64271187
传　真：（010）64271187-800
E-mail：icpc@95777.sina.net